KB240310

# 알기 쉬운

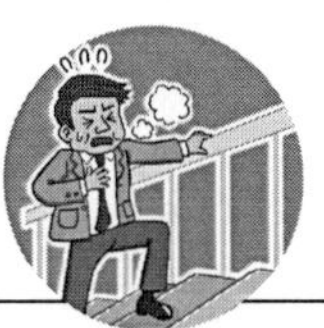

# 신장병

| 김형규(고려대학교 안암병원장 · 신장내과 교수) 지음 |

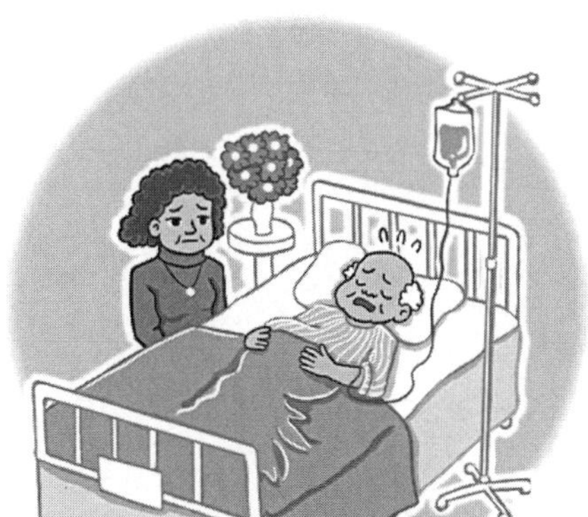

**가림출판사**

# 책머리에

신장병은 참 알기 어려운 병이다.

대부분의 의사들도 신장병에 대해서는 어려워한다.

그 이유는 신장병은 증상이 없기 때문이다. 위장병이나 심장병과 같이 속이 쓰리다든지 가슴이 두근거린다든지 하는 증상이 없는 병이 신장병이다. 그래서 신장병을 발견하는 시기가 늦고, 늦게 발견되다 보니 치료하기가 어려워진다.

많은 사람들이 신장병은 치료방법이 없다고들 말한다. 그래서 그런지 신장병 환자들은 유난히 자연요법에 의지하거나 치료 중간에 그만두는 일이 많다.

필자가 신장병을 전공하기 시작했을 때만해도 그랬다.

그러나 이제는 많이 달라졌다. 과학기술과 의료기술이 빨리 발전하고 있고 그 혜택을 가장 많이 받는 곳이 신장병 치료부분이 아닌가 생각된다. 면역학의 발달은 좋은 치료약들의 개발을 가능하게 하였고, 전자·기계·화학공학의 발달은 인공신장부분의 놀라운 성과를 이루었다. 이제는 전에는 상상도 못 하였던 몇만 분의 일 단위의 구조까지 전자현미경으로 볼 수 있게 되었다.

그래도 치료의 중심은 환자이다.

아무리 정확한 진단과 훌륭한 치료방법이 개발되어도 환자가 투병의지가 없고 의료진에게 협조하지 않는다면 아무 쓸모가 없다.

환자 스스로 병을 이해하고 정확한 이해를 바탕으로 치료 의지가 있어야 신장병의 치료는 가능하기 때문이다.

수십 년 간 신장병 환자를 치료하면서 가장 안타까웠던 일은 슬그머니 치료를 그만두었던 환자들이 어느 날 응급실에 사경을 헤매며 실려 오는 일이다. 정신이 깨어나고 나서야 많이들 후회하고 미안해하는 모습을 보면서 그분들께 도움이 될 수 있는 책이 한 권 있었으면 좋겠다는 생각을 하게 되었다.

그러는 중에 가림출판사의 도움으로 이 책을 출판하게 된 것을 고맙게 생각하며, 고려대 안암병원장의 소임을 다 하느라 늦어지는 원고 때문에 속을 많이 태워드린 것에 대해 이 자리를 빌어 미안함을 전한다.

이 책이 만들어지기까지는 신장병을 전공하는 많은 교수들과 전문의들의 조언과 도움이 있었다는 것을 말씀드리며, 어려울 때마다 늘 힘이 되어주는 나의 사랑하는 아내 영숙에게 큰 고마움을 전한다.

2005년 5월

안암동에서  김 형 규

# CONTENTS



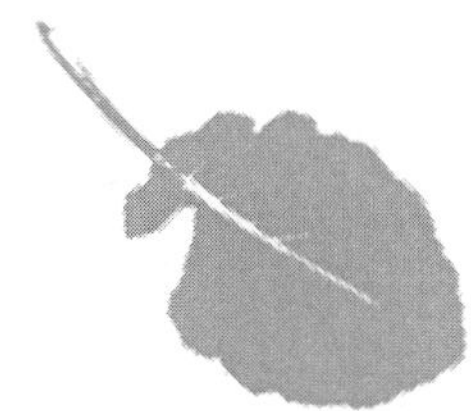

# 02 신장에 영향을 주는 나의 몸

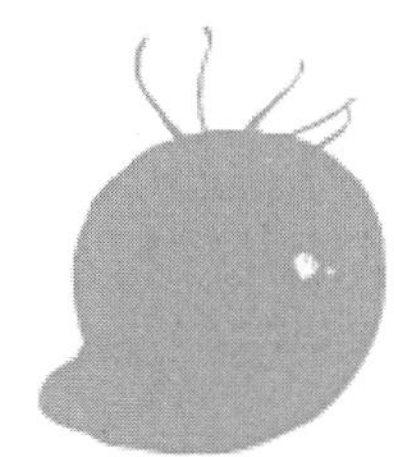

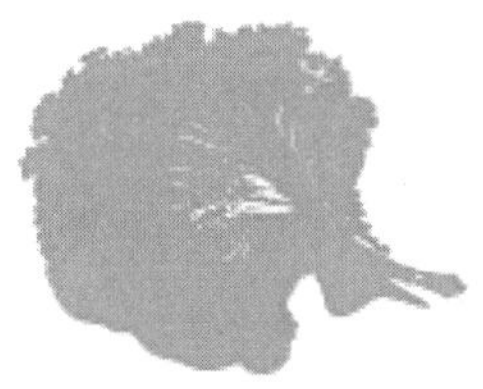

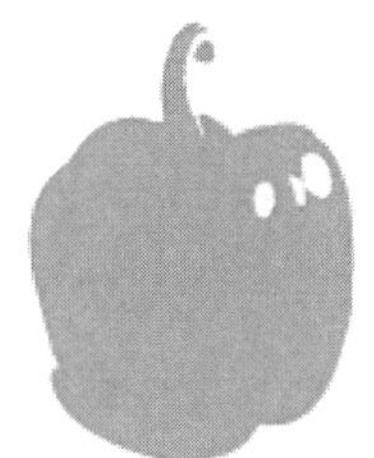



# 05 신장이 나빠지면 어떤 증상이 나타날까?

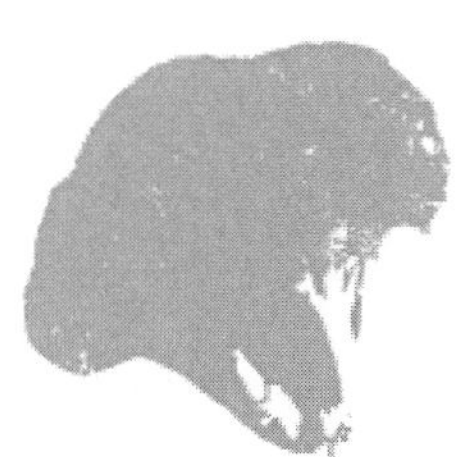

# 부 록 : 신장과 관련된 생활 속의 상식

# 신장과 관련된 ⋯ 궁금증들

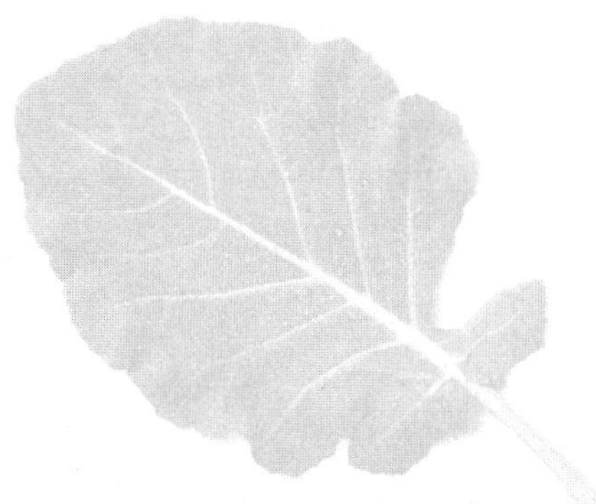

# 1 허리가 아프네요 ▪▪▪▪

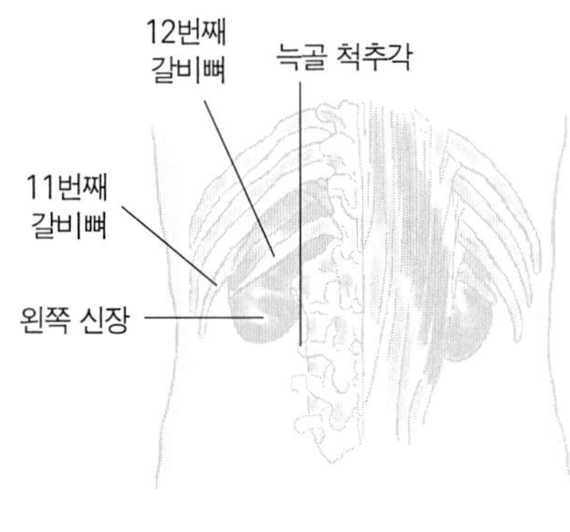



▶ 신장의 위치

허리가 아프면 신장에 이상이 있는 것일까?

신장은 뱃속에 있지 않고 등쪽에 있기 때문에 신장에 이상이 있어서 허리가 아플 것이라는 생각은 해부학적으로는 정확한 말이다. 신장에 이상이 있어 허리 쪽에 통증을 일으키려면 신장을 둘러싸고 있는 막이 급격히 늘어나면서 통증신경을 자극해야만 한다. 이런 증상은 세균 감염에 의한 신장의 염증, 즉 급성 신우신염이나 신장 및 요관에 돌(결석)이 생겨서 소변의 흐름이 막힐 경우에 생길 수 있다.

급성 신우신염은 열이 많이 나며, 허리 부위 특히 갈비뼈 아래쪽과 척추 뼈 사이(늑골 척추각)를 가볍게 두들겨 보았을 때 심한 통증이 있다. 이에 비해 돌 때문에 생기는 허리 통증은 아랫배 쪽으로 퍼지면서 아픈 정도가 주기적으로 변하는 특징이 있다.

# 2 몸이 부었어요 ...

몸이 붓는 현상, 즉 부종이란 혈관 바깥 조직에 많은 염분과 수분이 쌓이는 것을 말한다. 부종은 생기는 부위에 따라 몸의 한 부분 예를 들면, 한쪽 팔이나 다리에만 발생하는 국소부종과 온몸에 발생하는 전신부종으로 나눌 수 있다.

## | 전신부종을 발생시키는 원인은 |

### 몸 안에 체액이 과다하게 증가한 경우

간이 심하게 굳어지는 간경변증, 심장이 혈액을 제대로 순환시키지 못하는 심장부전 그리고 신장에 염증이 생기거나 신장기능이 상실되어 발생하는 신증후군 및 신부전 등은 모두 체액이 증가한다.

### 혈액 내 알부민 농도가 감소한 경우

소변으로 알부민이 많이 빠져나가거나 심한 영양 장애 등이 있을 때에는 혈액 속에 알부민 농도가 심하게 떨어지고 그 결과 혈관 내로 체액을 끌어당기는 힘이 약해져서 부종이 생긴다.

### 모세혈관의 투과성이 증가한 경우

특발성 부종이 대표적인 경우이다. 모세혈관의 투과성이 증가되어 조직으로 체액이 빠져나가서 부종이 생기게 된다. 대부분 여자에서 월경 전에 자주 나타나며, 오랫동안 서 있는 경우에도 생길 수 있다.


### 약물에 의한 경우

일부 고혈압 치료제나 소염 진통제 그리고 여성 호르몬 등이 부종을 일으킬 수 있다.


### 갑상선 호르몬의 분비가 부족한 경우

갑상선에서 분비되는 갑상선 호르몬은 인체의 대사와 에너지 균형에 중요한 역할을 한다.

갑상선 호르몬의 분비가 부족하면 부종을 일으킬 수 있다. 이 경우에는 다른 부종과 달리 손가락으로 부종부위를 눌러도 잘 들어가지 않는다.

# | 부종의 치료는 |

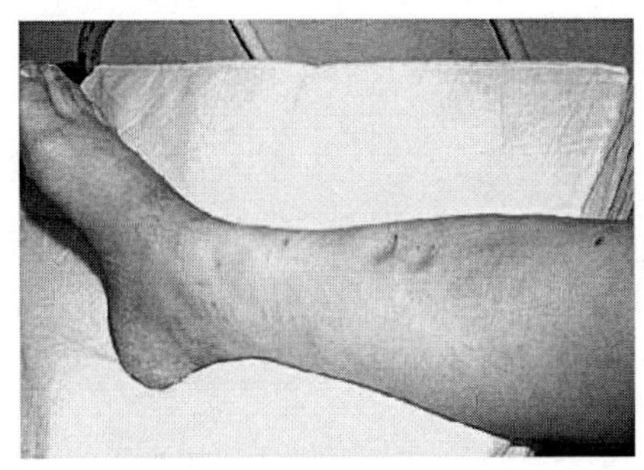

▷ 〔사진 1-1〕 다리부종의 모습 : 손으로 누른
자리에 자국이 남아 있다.

앞에서 언급한 대로 부종을 발생시키는 원인은 다양하다. 그러나 부종은 부수적인 증상일 뿐이므로 원인을 치료하는 것이 중요하다.

# 3 소변이 이상해요 ▪ ▪ ▪

소변의 변화는 신장병뿐만 아니라 다른 전신적인 질환의 한 증상일 수가 있다.

## | 소변량이 줄었어요 |

정상인의 소변량은 하루에 500cc에서 2~3$l$까지 다양하다. 소변량이 줄어들었다면 이것은 몸 안의 수분량이 심하게 줄어서 빠른 시간 안에 수분과 염분을 공급해야 한다는 신호이다. 소변량이 더욱 감소하여 하루 500m$l$ 이하까지 줄어들면 신장 자체의 이상까지 발생된 것이다. 이런 상황이 지속되면 급성 신부전이라는 중한 신장 이상이 생기므로 빠른 시간 안에 적절한 치료를 받지 않으면 생명이 위독할 수도 있다.

## | 소변량이 늘었어요 |

하루에 3*l* 이상의 소변을 볼 경우에는 다뇨증이라고 한다. 소변 안에 수분이 많은 경우는 물을 많이 마시거나 신장에서 수분의 흡수를 촉진시키는 항이뇨 호르몬의 작동 이상에 의해서 생길 수 있다. 또 당뇨병 환자에서 혈당 수치가 높거나, 염분이 포함된 수액을 주사 맞았을 경우 혹은 이뇨제를 복용하면 나타날 수 있다.

## | 소변을 자주 봐요 |

하루에 보는 소변량은 늘지 않고 소변보는 횟수만 증가하였다면 방광에 세균 감염이 있거나 당뇨병에 의한 방광 기능 이상, 전립선 비대증 그리고 방광 괄약근의 과민증 같은 방광질환을 의심할 수 있다.

## | 소변보기가 힘들어요 |

방광 아래쪽에서 소변 흐름이 부분적으로 막히는 경우도 전립선 비대증이 대표적인 예이다. 소변 줄기가 가늘고 약해지며 소변을 다 보고 나서 끝마치기 어려운 증상들이 흔히 함께 나타난다.

# | 소변 색깔이 이상해요 |

정상적인 소변의 색깔은 투명하고 밝은 황색이지만 농축정도에 따라 색깔은 다소 차이가 있다. 적색인 경우는 피가 나오는 혈뇨 외에도 약물이나 음식, 심한 근육손상 등이 원인일 수가 있으며 진한 노란색이나 갈색뇨는 간이 나쁠 경우 높은 빌리루빈이 원인일 수 있다. 혼탁한 소변은 음식에 함유된 인산이나 요산의 침착 혹은 염증에 의한 심한 농뇨가 원인일 가능성이 크다. 소변에 거품이 많은 경우에는 단백질이 소변으로 나오는 단백뇨를 의심해야 한다.

# 4 소변에서 피가 나와요 ■■■

혈관 내에 있는 적혈구는 신장에서 소변이 만들어질 때 걸러지는 막을 통과할 수 없으므로 정상적으로 소변에서는 피가 나오지 않는다. 나오더라도 현미경으로 확대하여 1~2개가 보일 정도의 아주 적은 양만이 나온다. 따라서 혈뇨가 있다는 것은 신장에서 소변이 만들어져서 방광을 통해 배출되는 경로 중 어딘가에서 피가 새어 나온다는 것을 의미한다.

## | 혈뇨의 원인별 분류 |

### 사구체성 혈뇨

사구체성 혈뇨는 단백뇨가 같이 있지 않다면 심각한 것은 아니다. 그러나 심한 단백뇨가 같이 있다면 신장이 계속 나빠져 만성 신부전이 될 수 있으므로 꼭 적절한 검사와 치료를 받아야 한다.

### 일시적 혈뇨

심한 운동을 했거나 방광염, 감기 같은 염증 및 열이 심하게 날 때 일시적으로 혈뇨가 나타날 수 있다.

이 경우 꼭 추적 검사를 해서 혈뇨가 사라졌는지 확인해야 한다. 여성은 생리 전후에 소변 검사를 할 경우 소변에 혈액이 오염되어 혈뇨처럼 보일 수 있다는 점도 주의해야 한다.

### 신장의 구조적 이상, 요로 결석

신장에 물혹(낭종)이 있거나 다른 구조적인 이상이 있을 때도 혈뇨가 나타나는데, 이때는 초음파 검사 등을 통해서 이런 이상을 쉽게 확인할 수 있다.

특히 옆구리와 아랫배 쪽에 통증이 동반될 경우에는 결석일 가능성이 아주 높으므로 즉시 병원을 방문하여 적절한 치료를 받아야 한다.

### 비뇨기 계통의 종양

혈뇨의 원인에서 꼭 확인해야 할 질환이 신장, 요관, 방광 및 전립선 같은 비뇨기 계통의 암이다.

## | 정기적인 소변 검사의 중요성 |

육안적 혈뇨인 경우 환자가 쉽게 병원을 방문하게 되지만 현미경적 혈뇨인 경우에는 다른 증상이 동반되거나 신체 검사에서 우연히 발견되는 경우를 제외하고는 모르고 지내는 경우가 많다. 소변 검사는 검사 비용이 매우 저렴하고 쉽게 할 수 있으므로 아무런 증상이 없더라도 정기적으로 해보는 것이 필요하다. 특히 비뇨기 계통의 암은 초기에는 일시적인 혈뇨만 보이는 경우가 종종 있으므로 아무 증상이 없이 일시적인 혈뇨만 있었더라도 초음파나 컴퓨터 단층촬영 및 방광 내시경 검사 등을 통해 종양이 있는지를 확인해야 한다.

# 5 소변에서 단백질이 나와요 ▪▪▪

단백뇨는 하루 소변에서 단백질이 150mg 이상 배출될 경우를 말한다. 특히 하루 3000mg(3g) 이상 다량의 단백뇨가 배설될 경우는 중증 단백뇨라고 한다. 중증의 단백뇨가 혈액 속의 단백질(주로 알부민) 감소, 콜레스테롤 상승 및 부종과 함께 나타날 경우에는 신증후군이란 진단명을 사용하게 된다.

## | 단백뇨의 원인은 |

단백뇨는 그 원인에 따라서 사구체성 단백뇨, 세뇨관성 단백뇨, 과부하 단백뇨 그리고 기능성 단백뇨로 나눌 수 있다.

사구체성 단백뇨는 소변을 걸러내는 사구체에 이상이 생겨서 혈액 내 단백질이 소변으로 배출되는 경우로서 하루에 십수 그램 정도까지도 나올 수 있다.

기능성 단백뇨는 발열, 심한 운동, 지나친 정신적 긴장 등에서 일시적으로 발생하는 단백뇨로서 원인이 사라지면 단백뇨도 정상으로 된다.

## | 단백뇨의 진단은 |

소변 검사에서 단백뇨가 발견되면 일시적인 기능성 단백뇨가 아닌지 재검사를 통해서 확인해야 된다. 단백뇨가 지속적으로 나타날 경우 소변을 모으거나 특수한 방법을 사용하여 단백뇨의 양을 확인한 다음 전기영동 검사를 이용하여 단백뇨의 원인을 찾는 순서를 거치게 된다.

## | 단백뇨가 중요한 이유는 |

단백뇨가 하루 1~2g 이상으로 나오면 일단 신장 조직 검사까지 시행하여 정확한 원인을 밝혀내고, 여러 가지 치료를 통해서 단백뇨의 양을 줄이려고 노력해야 한다.

## | 단백뇨의 치료는 |

단백뇨의 치료는 원인 치료와 보조 요법으로 구분할 수 있다.

원인 치료는 신장 조직 검사 결과에 따라 다양한 종류의 면역억제제 등을 사용한다. 또한 당뇨병이나 고혈압의 합병증으로 단백뇨가 나올 경우에는 혈당과 혈압 조절이 중요한 원인 치료라고 할 수 있다.

보조 요법으로는 저단백 식사를 하고 특별한 종류의 고혈압 약을 사용한다. 단백뇨가 많이 나올 경우 오해하기 쉬운 것이 단백질이 소변으로

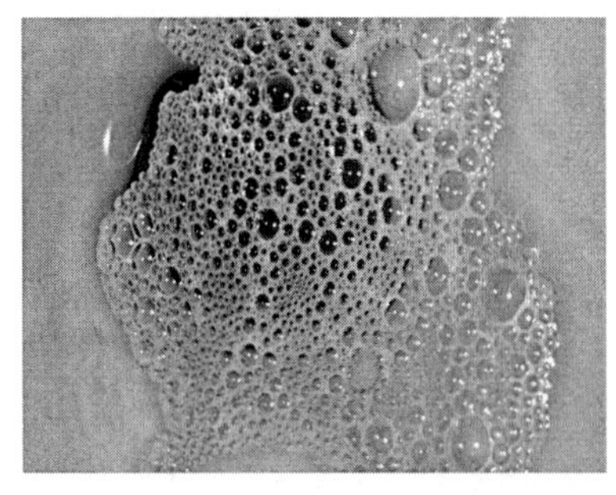

▷ 〔사진 1-2〕 거품뇨 : 거품을 많이 볼 수 있다.

배출되니까 이를 보충하기 위해서 단백질 섭취량을 늘려야 한다고 생각하는 것이다. 그러나 단백질 섭취량을 늘릴 경우 오히려 신장을 통해서 소변으로 빠져나가는 단백질이 동시에 증가하여 신장질환의 진행 속도만 빠르게 하는 부작용을 가져올 수 있다. 이에 비해 적절한 저단백 식사를 할 경우 영양 장애를 초래하지 않고도 단백뇨의 양이 줄어들게 되어 신장을 보호할 수 있게 된다.

# 6 고혈압이나 당뇨도 신장과 관련이 있나요? ••••

고혈압과 당뇨가 신장과 관련이 있을까? 물론 있다. 아니 관련이 있는 정도가 아니라 만성 신부전의 가장 흔한 원인이면서 또한 신장이 나빠졌을 때 가장 흔히 발생하는 증상이 고혈압이다.

사례

50세쯤 된 남자환자가 숨이 차서 병원에 왔다. 환자는 20년 전부터 당뇨병으로 병원에 다니면서 약으로 혈당을 조절하였고 10년 전부터는 고혈압 약을 같이 복용하였다. 가끔 피로한 것 이외에 별 증상 없이 지내던 환자는 약 3~4년 전부터 바쁘다는 핑계로 약물 치료도 소홀히 했다.

잦은 회식과 불규칙한 식사습관, 하루에 한 갑씩 피우는 담배는 줄이기 힘들었고 피로감과 잦은 두통으로 두통약을 복용하는 일이 많아졌다. 얼마 전부터는 몹시 피곤하여 일상생활을 하기가 벅차다는 느낌이 들기 시작했고 식사를 제대로 하지 못했다. 환자는 소화가 안 되고 밥맛이 떨어져서 음식 냄새만 맡으면 속이 메슥거리고 토할 것 같다고 하였다. 손발이 저리고 다리가 붓기 시작했으며 계단을 오르거나 힘든 일을 하면 숨이 가빠오는 것을 느끼곤 했다.

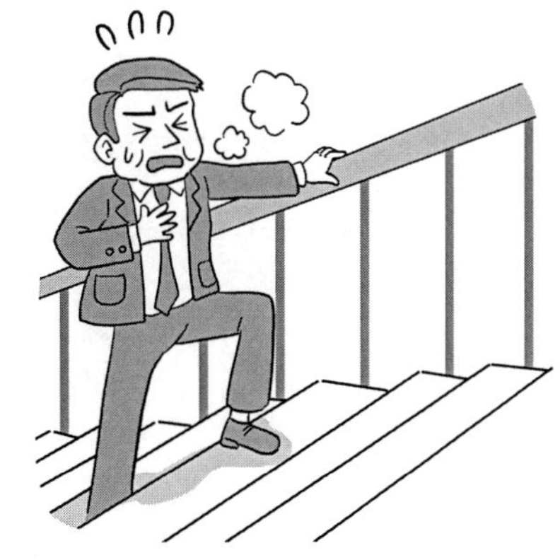

환자가 병원을 찾아 왔을 때 혈압은 200/120mmHg로 매우 높았고 심한 빈혈소견이 있었으며, 심장은 부어 있었고 폐에 물이 차기 시작한 상태였다. 혈액 검사를 통해 측정된 신장기능은 정상기능의 10% 이하로 감소되어 있었고 몸 속의 노폐물 농도와 전해질의 이상은 생명을 위협할 정도로 나쁜 상황이었다. 환자는 만성 신부전으로 진단되어 응급으로 혈액투석 치료를 받았다. 몇 차례의 투석 치료 후 증상이 좋아져서 현재는 1주일에 3회의 혈액투석 치료와 함께 정기적인 진료와 약물을 복용하며 지내고 있다.

이런 예는 고혈압과 신장질환을 가지고 있는 환자의 경우 흔히 나타날 수 있는 상황이다. 즉 신장이 나쁜 환자가 만성 신부전으로 진단 받고 처음 신대치 요법(신장기능의 상실로 인해 몸의 기능을 유지할 수 없을 때 상실된 신장기능을 대신하기 위해 시행되는 치료법으로 혈액투석, 복막투석, 신장이식 등이 있다)을 받게 되는 전형적인 예라고 할 수 있다. 이 경우 당뇨병과 고혈압은 신장기능을 악화시키는 가장 큰 원인이었다고 할 수 있다.

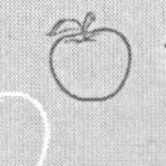

### 혈압 조절의 중심, 신장

고혈압은 당뇨병 및 사구체 신장염과 함께 신장을 나쁘게 만드는 가장 중요한 원인이다. 문제는 신장이 나빠져서 그 기능이 저하되었을 때 가장 흔히 나타나는 합병증이 고혈압이라는 점이다. 이와 같이 신장질환과 고혈압은 매우 밀접한 관계가 있다고 할 수 있다.

# | 고혈압은 신장을 병들게 한다 |

일반적으로 만성 신장질환이 있는 경우 혈압을 120/80mmHg 이하로 조절하는 것이 중요하다. 신장병이 없는 단순 고혈압 환자는 목표가 130/90mmHg인 것과 차이가 있다. 고혈압은 고혈압 자체보다는 고혈압의 여러 가지 합병증이 무섭기 때문이다.

일반적으로 혈압이 너무 높거나(예를 들면, 210/120mmHg 이상) 너무 낮은 경우를 제외하면 혈압이 높아도 아무 증상이 없는 경우가 대부분이다. 즉 혈압이 높은데도 증상이 없기 때문에 이를 알지 못하고 또 알아도 대수롭게 생각하지 않는 경향이 있다. 그러나 혈압이 높았던 기간이 길면 그만큼 고혈압에 의한 합병증이 일어날 가능성은 커진다. 그리고 어느 날 뇌졸중에 의한 반신불수나 급성 심근경색에 의한 심장발작이 올 수도 있다.

신장병도 신장기능이 약 40~50% 이상 감소하기 전까지는 아무 자각 증상이 없는 것이 특징이다. 위에서 예로 든 환자도 고혈압과 당뇨가 있었으나 별 증상이 없이 지내다 증상이 나타났을 때는 이미 신장기능은 10%도 남지 않은 만성 신부전이었다. 이와 같이 고혈압은 증상이 없기 때문에 정기적으로 혈압을 체크해야 하고 또 고혈압이란 사실을 알게 되면 적극적으로 혈압을 조절하는 것이 중요하다.

# | 신장에 문제가 없으면 고혈압이 생기지 않는다 |

고혈압이 신장기능을 악화시키는 가장 중요한 원인이라고 하였는데 신장은 혈압 조절의 중추이기도 하다. 즉 신장의 여러 가지 기능들 중 우리 몸의 생명현상에 중요한 전해질 조절에 이상이 없으면 고혈압이 잘 생기지 않는다고 한다.

특히 그 중에서도 우리 나라처럼 국이나 찌개에 들어 있는 소금이 섭취 권장량을 크게 초과하는 음식문화 아래서 신장의 소금 처리에 문제가 발생할 경우 고혈압이 발생할 가능성이 높다고 하겠다. 이를 뒷받침할 수 있는 보고를 살펴보면 고혈압이 있는 쥐에게 정상기능을 하는 신장을 이식하면 혈압이 정상으로 돌아오고, 혈압이 정상인 쥐에게 고혈압인 쥐의 신장을 이식하면 고혈압이 된다는 것이다.

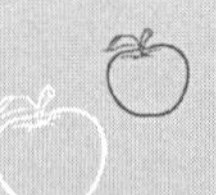

### 만성신부전의 가장 흔한 원인, 당뇨병

당뇨병의 대표적인 합병증은 당뇨병성 신경병증과 시력의 손실을 일으키는 당뇨병성 망막병증 그리고 당뇨병성 신증에 의한 만성 신부전 등이 있다.
당뇨병은 적절히 치료하지 않으면 당뇨병에 걸린 후 약 15~20년 후부터 신장기능이 감소하여 말기 신부전에 이르게 된다. 더욱 우려되는 점은 당뇨병에 의한 합병증은 혈관에 문제를 일으키기 때문에 당뇨병으로 인한 만성 신부전의 경우 신장 이외의 다른 장기에도 합병증이 함께 나타난다는 것이다.
따라서 당뇨병 환자는 철저한 혈당 조절, 고혈압 조절뿐만 아니라 식이 요법과 약물 사용 등에 각별한 주의가 필요하다. 집안에 당뇨병의 가족력이 있는 경우는 예방에 더욱 신경 써야 할 것이다.

# 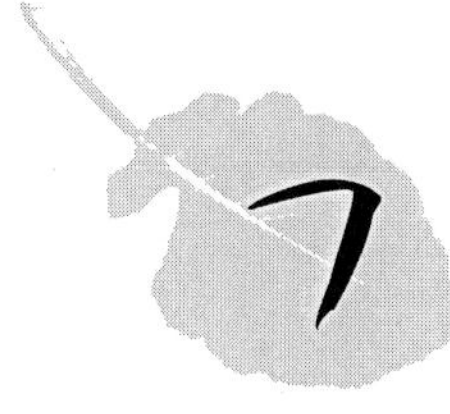 약을 많이 먹으면 신장이 나빠진다? ....



50대 초반의 가정주부인 K씨는 2주일 전부터 시작된 얼굴과 다리의 부종을 호소하면서 병원에 찾아 왔다. K씨는 평범한 가정주부였고 고혈압이나 당뇨병과 같은 병력도 없었다. 환자는 평소 신경이 예민해서 잠을 잘 못 자고 만성적인 두통에 시달렸다. 이 환자의 이러한 증상은 30대 후반부터 생겼고 K씨는 두통이 심하면 인근 약국에서 두통약을 사먹곤 했는데 그러면 증세는 쉽게 호전되었다.

결국 환자는 여러 종류의 두통약 및 진통제들을 대수롭지 않게 약 20년 가까이 장기간 복용하였는데 1주일이면 3~4일 정도는 약을 먹은 것 같다고 했다. 그런데 1달 전쯤 잇몸에 염증이 생겨 항염증치료제를 약 1주일간 복용한 후부터 눈 주위가 붓는 느낌이 들고 아침에 일어나면 손이 뻣뻣하고 손가락에 반지가 잘 안 들어가더니 다리가 퉁퉁 부었다.

환자는 소변 검사에 이상이 있고 혈액 검사를 통해 알아본 신장기능은 약 50% 정도로 감소되어 있었다. 환자에게 특별한 치료 없이 현재 먹고 있는 약을 모두 끊게 하고 2주간 관찰하였더니 부종은 점차 사라졌지만 2주, 1달 후에 시행한 혈액 검사에서도 신장기능은 50~60% 정도로 감소되어 있었다.

신장은 몸에서 생기는 노폐물과 화학 및 약물들을 농축하여 배설시킨다. 약물들이 농축되어 배출되므로 그만큼 신장은 손상되기 쉽다. 약물들이 신장에 미치는 영향은 약물마다 작용기전이 달라 차이가 있지만 주로 신장 세뇨관이나 사잇질에 작용해서 독성을 나타내거나 혈관을 수축시켜 혈액공급을 줄임으로써 신장허혈 상태를 만들게 된다.

약물들 중에는 갑작스럽게 신장기능을 저하시켜 급성 신부전을 유발하는 신독성 물질들도 있는가 하면 오랫동안에 걸쳐 계속 사용한 약물들이 몸에 쌓여서 전체 용량이 어느 한계를 넘는 경우에 신장에 독성을 일으키는 것도 있다.

이 환자는 이런 상황에서 항생제에 의해 일시적으로 신장기능이 악화되어 부종이 나타났다고 할 수 있다. 이와 비슷한 일들은 실제로 우리 주변에서 자주 볼 수 있는데, 흔히 신장기능을 악화시킬 수 있는 약물들을 소개해 보면 다음과 같다.


## | 항생제 |

일부 항생제들은 장기간 복용시 신장기능을 악화시킬 수 있다. 특히 아미노글리코사이드(aminoglycoside)계 항생제의 신독성은 유의해야 한다.


## | 소염제와 진통제 |

각종 비스테로이드성 항염증치료제 약물들은 대표적으로 신독성이 있는 약들이다.

## | 조영제 |

병원에서 진단을 위해 사용하는 조영제는 전산화 단층촬영(CT)이나 혈관의 모양을 잘 봐야 하는 혈관촬영의 경우에 정확한 진단을 위해 사용된다. 그러나 대부분의 조영제는 신독성이 있으므로 신장질환 환자는 사용에 각별한 주의가 필요하다.


## | 항류머티스약제 |

소염진통제 계통뿐만 아니라 골드(gold)나 페니실라민(penicillamine) 등도 신증후군을 유발할 수 있다.


## | 항암제 |

많은 항암제들이 신독성을 가지고 있어 신장이 나쁜 환자의 경우 항암 치료에 제한을 줄 수 있다.


## | 이뇨제 |

고혈압이나 부종 조절을 목적으로 사용하지만 체중 감량을 위하여 이

뇨제를 사용한다면 잘 관찰하면서 복용하지 않으면 탈수와 전해질의 이
상을 초래하고 신장기능을 악화시킬 수 있다.


## | 중금속 |

납과 카드뮴 등은 만성 신장염을 유발시키는데 이는 약물뿐만 아니라
환경문제에 의해서도 발생할 수 있다.


## | 기 타 |

건강한 사람들에서는 신장에 약물이 문제가 되지 않을 수 있다. 그러
나 신장기능이 저하되어 있는 사람이 약을 먹을 때는 약의 종류에 따라
또 신장기능의 정도에 따라 약의 용량을 줄이거나 사용의 간격을 늘려서
신장에 부담을 적게 주려는 노력이 필요하다.

# 8 병원에서는 신장이 나쁘면 한약을 먹지 못하게 하는데 ■■■

신장은 약에 대해 매우 민감한 기관이다. 그것은 우리가 섭취하는 음식물이나 약물들의 대부분이 간과 신장에서 처리되기 때문이다. 특히 신장은 여과기능이 주 역할이므로 농축된 고농도의 약물에 노출된다. 그래서 어느 장기보다도 신장은 약물 등의 부작용이 심각하게 나타날 수 있다. 따라서 약을 복용할 때는 항상 그 약물이 어떻게 우리 몸에서 작용을 하는지, 배설경로는 어떤지, 용량과 투여 기간은 어떤지 등을 꼼꼼하게 살펴야 한다. 현대의학에서 처방되고 있는 대부분의 약들은 이와 같은 지식이 축적되어 있는 약물이다.

그렇다면 생약 속에 들어 있는 유효성분을 가진 물질 이외의 여러 가지 성분은 우리 몸에 어떤 효과가 있을까? 물론 그 내용이 밝혀져 있는 경우도 있겠지만 많은 경우는 그렇지 못하다. 나머지 성분들이 간과 신장에 어떤 영향을 미칠지를 알지 못하는 경우가 많다. 따라서 병든 신장인 경우는 잘 알지 못하는 약물은 함부로 사용하지 않는 것이 최선이라고 하겠다.

한 민간 요법에서 쓰는 일부 재료들은 우리 몸에 좋은 것도 있겠지만 그 속에는 우리가 원하지 않는 다른 성분의 물질들이 포함되어 있을 수 있다. 그리고 그 물질은 병든 우리의 신장에 해가 될 수도 있다. 그래서 오랫동안 합리적으로 검증되고 충분히 과학적으로 밝혀진 약물이 아니면 어떤 종류의 약이든 사용에 주의를 해야 한다.

# 신장병도 유전이 될까? ....

몇 가지 신장병은 색맹처럼 부모나 조부모로부터 유전되어 발병한다. 또 유전된다고 할 수는 없지만 가족력이 있으면 발병 위험이 높은 병들도 있다.

## | 다낭포신 |

다낭포신(Polycystic Kidney Disease)은 주로 상염색체 우성으로 유전되기 때문에 부모 중에 한 사람이라도 이 병이 있으면 발병할 확률이 높다. 이 병은 신장에 여러 개의 물혹이 생기는데, 물혹의 숫자와 크기가 커지면서 정상적으로 기능하는 신장조직이 줄어들어 결국에는 만성 신부전에 이르게 되는 병이다.

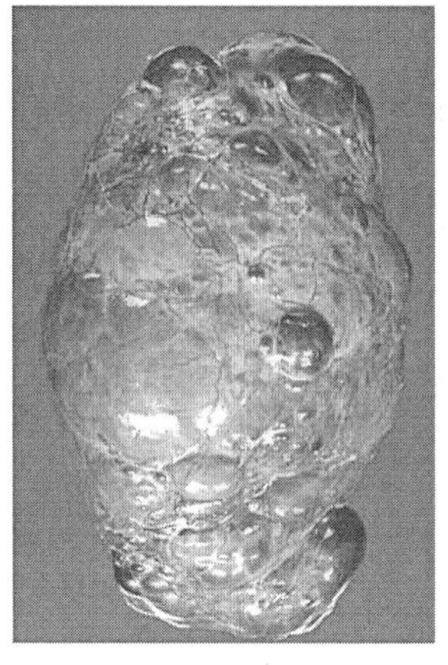

▶ 〔사진 1-3〕 다낭포신의 모습

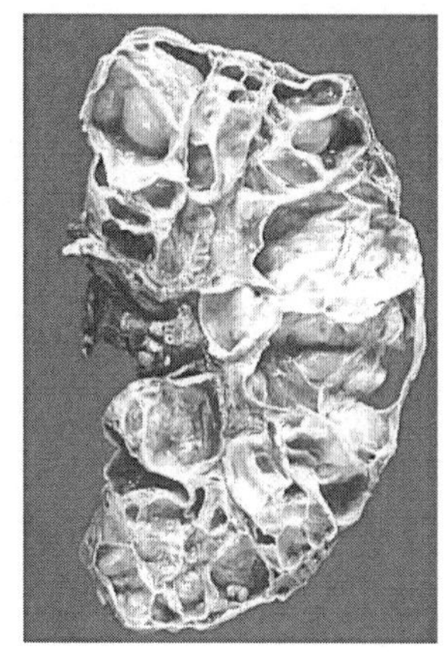

▶ 〔사진 1-4〕 다낭포신의 단면

## | 알포트증후군 |

유전성 신장염 중에서 가장 흔한 병으로 학동기 소아 때 발병한다. 처음에는 소변 검사에서 혈뇨가 보이기 시작하지만 점점 단백뇨의 양이 늘어나면서 20세 전후에 만성 신부전이 된다. 신경성 난청과 같은 청각 이상과 수정체의 이상으로 시력 장애를 일으키기도 한다.

남자아이는 증상이 심하게 진행하여 신부전으로 되지만 여자아이는 증상이 가볍다.

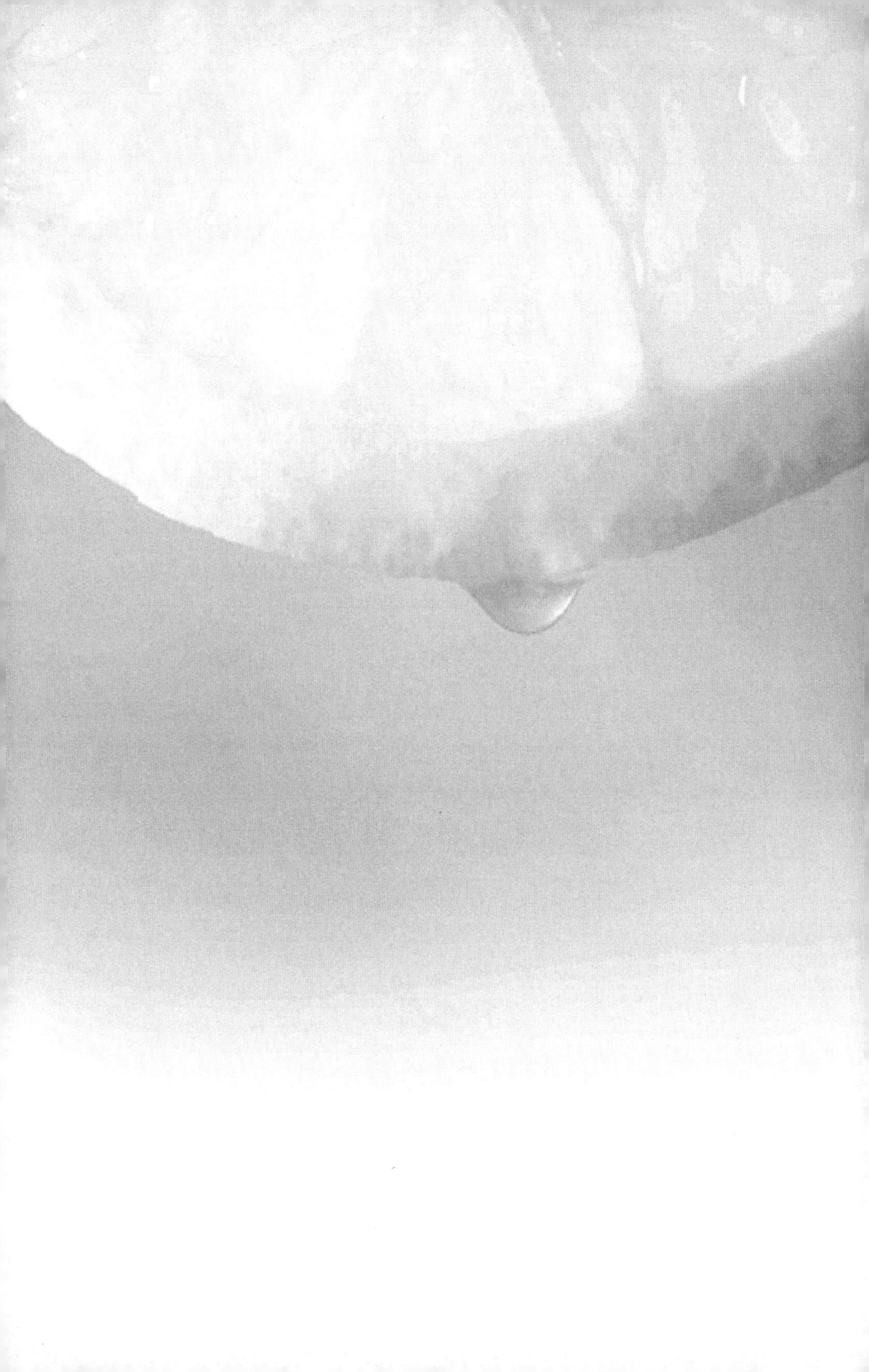

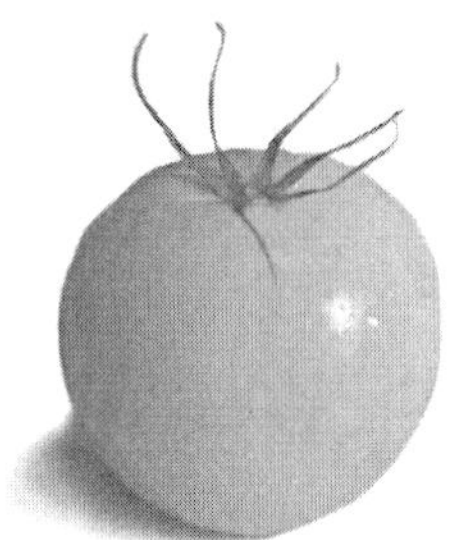
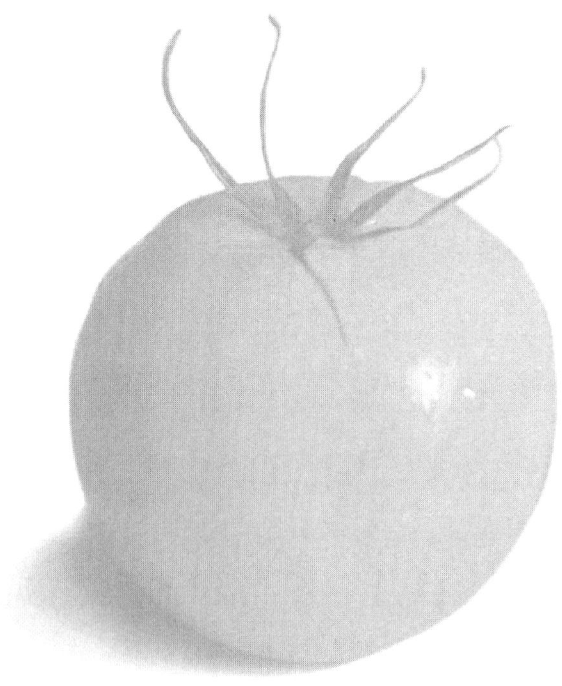

# CHAPTER 02

# 신장에 영향을 주는 …
# 나의 몸

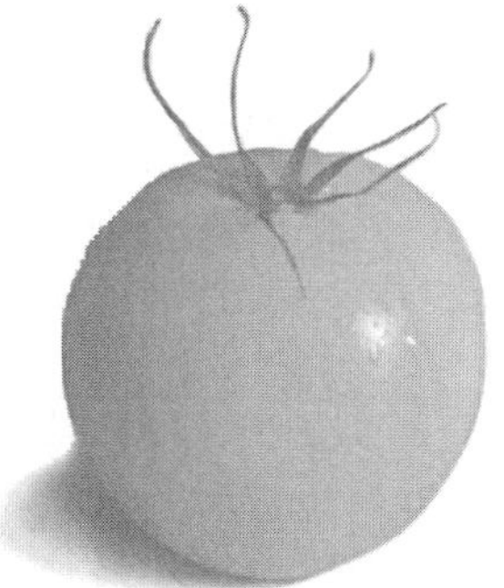

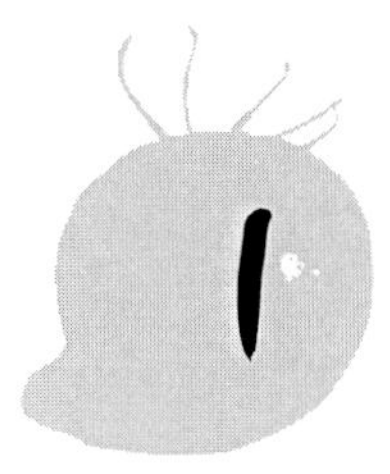

# 여성과 신장과의 관계는 ■■■

## | 여자이기 때문에 |

### 부 종

"저는 몸이 부은 것인가요? 살이 찐 것인가요?"

여성이라면 누구나 연령에 관계없이 항상 젊고 예쁘고 날씬하기를 소망한다.

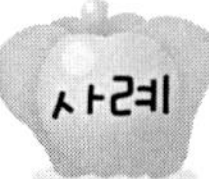

K양은 35세 미혼으로 직장에서 인정받는 중견 간부이다. 그런 그녀가 수년 전부터 눈두덩과 손발이 붓는 증세 때문에 병원에 왔다.

심하게 부을 때는 눈가에 쌍꺼풀이 펴지기도 하며, 손도 탱탱 부어 손에 낀 반지가 빠지지 않는다고 하였다. 평소 미모에 자신이 있던 그녀는 자신이 부은 상태로 대외적인 행사에 노출되는 것에 매우 예민해진다며 속상해 하였다. 환자는 바쁜 스케줄 때문에 증세가 심할 때면 그때마다 약국에서 이뇨제를 구하여 1~2알 복용하곤 했다고 한다. 그러다가 의약분업으로 약국에서 마음대로 이뇨제를 구입하기가 어려워지자 증세가 더욱 심해지는 것 같아 병원을 찾아오게 되었다. 당시 환자는 160cm의 키에 50kg의 건강한 모습이었으며 1~2kg의 체중변동은 늘 있었다고 하였다. 환자는 직장업무 때문에 늦게까지 일을 하는 경우가 많았으며, 9~10시경의 늦은 저녁식사도 드물지 않았다고 하였다. 늦은 시간까지의 회식과 이른 출근 등으로 환자는 늘 피곤한 상태가 계속된다고 하였다.


연령에 관계없이 여성이 부종을 호소하는 경우는 매우 흔하다.

부종은 말 그대로 붓는 현상이다. 뚜렷한 원인 없이 얼굴, 몸통, 팔다리 전신이 골고루 붓는데 그 증세는 아침에 심하다. 심하면 체중이 하루에도 1~2kg씩 오르락내리락 하는 부종을 특발성 부종, 주기성 부종이라 하며 가임여성(15~50세)의 약 10~20%에서 나타난다. 문제는 어떤 검사를 해도 부종의 뚜렷한 원인을 찾을 수 없다는 데 있다. 이 경우 많은 여성들이 미용효과를 목적으로 이뇨제나 하제 등을 쓰게 되면 신장기능이 나빠질 수 있다.

부종이 있다면 우선 매일 체중을 재고 소변량을 정확히 측정한다. 여성의 경우라면 월경주기의 기록이 진단 및 치료에 도움이 될 수 있다.

특발성 부종은 신장이나 간, 갑상선, 소화기의 병과 같이 부종을 초래할 수 있는 다른 주요한 장기의 병과 구별하는 것이 필요하다.

신장에 이상이 있어서 나타나는 부종은 얼굴에서부터 다리까지 골고루 붓는다. 만성 신장병으로 온몸이 부을 때는 부기가 심해지면서 소변량도 줄고 폐, 복부, 늑막, 심낭까지 물이 차서 숨쉬기가 힘들어진다. 또 다리를 손가락으로 누르면 피부가 쑥 들어갔다가 얼른 나오지 않는다.

갑상선기능이 떨어져서 생기는 부종은 부은 부위를 눌러도 잘 들어가지 않는다. 붓는 것 외에도 추위를 타거나 기운이 없으며 피부가 거칠어지고 변비 등도 나타난다.

간경화증인 경우는 복수(배에 물이 차는 것)가 차고 다리에만 부종이 나

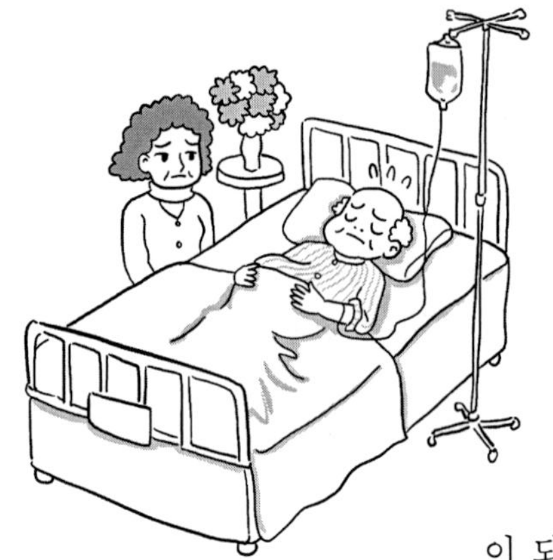

타나는 경우는 드물며 얼굴이 붓는 경우도 거의 없다.

부종에 따른 식습관에 대한 카운슬링, 체중 조절, 습관적인 약물 남용 등에 대한 조절이 필요하다. 간혹 탄력양말이 기립성 부종에 도움이 되지만 신었을 때 불편하다는 단점이 있다. 특발성 부종 치료에서 이뇨제를 사용할 때는 사용시 이점과 사용 후 원하지 않는 부작용의 득과 실의 양면을 고려해야 한다.

### 이뇨제 남용으로 인한 신장이상

부종 때문에 이뇨제를 복용해 본 경험이 있는 환자가 드물지 않다. 정확한 진단 없이 이뇨제를 복용하면 중간에 끊지 못하고 점점 더 양을 늘리게 되어 결과적으로 신장기능이 나빠지게 된다.

이뇨제를 장기간 사용하면 인체 내 전해질 중에서 칼륨(K)이 계속적으로 빠져나가서 저칼륨혈증 때문에 부정맥, 무기력, 식욕부진, 구토나 장마비와 같은 증상이 나타날 수 있다. 이런 환자의 경우 신장초음파 검사와 신장 전산화 단층촬영(CT)을 하면 신장 안쪽에 석회화를 쉽게 찾아볼 수 있다.

# | 여성이 잘 걸리는 신장병 |

## 요로 감염

요로 감염이란 요도 입구에서부터 신장까지 발생되는 염증을 말하며, 특히 젊은 여성에게서 잘 생긴다. 소변보기가 어렵고 잘 참지 못하거나 자주 소변을 보는 등의 급성 증상이 있는 감염은 젊은 여성에게서 생기며, 세균뇨를 보이지만 아무런 증상도 동반되지 않는 무증상의 세균뇨는 중년 여성에게서 흔하게 나타난다. 요로 감염을 일으키는 가장 흔한 균은 약 80%가 대장균이다. 요도염은 갑자기 증상이 나타나며 육안적 혈뇨와 치골상부 통증을 호소한다. 방광염은 배뇨가 곤란하고 소변 참기가 어려우며 치골상부 통증 및 잔뇨감을 주로 호소한다. 소변은 대개 뿌옇고 냄새가 나며, 소변 검사를 하면 백혈구와 세균이 나타난다.

요로 감염 환자의 치료는 몇 개의 군으로 나눌 수 있다. 합병증이 있는 요로 감염의 경우는 일반적으로 광범위 항균제를 쓰게 되며 10~14일 이상 치료한다. 증상이 없는 세균뇨를 보이는 노인의 경우 항생제로 치료하는 것은 별 효과가 없다. 그러나 증상이 있는 경우라면 3~7일간의 항생제 투여가 권장된다. 임산부에서는 증상 없이 소변에서 세균이 나오는 경우라도 치료해야 하며, 증상이 있다면 7~10일간 치료한다. 신우염이라면 입원 치료를 권한다. 재발인 경우 출산 때까지 매달 균 배양 검사를 하고 출산 후 3~6개월까지도 뇨 검사를 계속한다.

## 신혼여행 방광염

신혼여행 방광염(honeymoon cystitis)은 결혼 초기의 여성에게서 나타나는 질병이다. 소변을 자주 보고 소변을 참기가 어려우며, 자다가 일어나서 소변을 보던지 배뇨시 요도작열감이 있다. 아래 허리와 아랫배에 통증을 호소하지만 열이 없는 것이 특징이다. 소변 검사에서 균이 검출되지 않는 것이 보통이다.

### 진통제로 인해 생기는 신장병



50세 가정주부가 의료보험공단에서 시행하는 건강 검진에서 신장기능에 이상이 있다고 하여 내과에 왔다. 혈액 검사상 신장기능의 이상을 보여주는 크레아티닌 수치가 정상보다 약간 높았다. 환자는 평소 특별히 건강에 이상은 없었다며 어리둥절해 하였다. 환자는 지난 수년간 두통이 있을 때마다 자기 나름대로 진통제를 복용했으며 약 용량도 증세에 따라 많아지기도 하였다고 하였다.

진통제 신장병(analgesic nephropathy)은 이 환자처럼 진통제를 오래 복용하였을 때 발생하는 만성 신장병의 한 형태로써 약의 대사물이 신장에서 농축되어 신장기능에 영향을 미친다. 증상은 없으며 소변 검사상 무균성 농뇨와 하루 1gm 미만의 경한 단백뇨가 나온다. 서서히 신장기능이 나빠지며 만성 신부전의 발생 위험이 정상에 비해 20배나 높다.

복용한 약물량과 신장기능 감소와는 직접적인 관련이 있다.

### 낭창성 신염(전신성 홍반성 낭창)

16~45세 사이의 젊은 여성에게서 자주 생긴다.

신장은 이 병이 침범하는 가장 흔한 내장기관으로 환자의 약 50~75%

에서 신장염이 나타난다. 남성과 여성의 비율이 1 대 8~10 정도로 90%의 환자가 여성이지만 말기 신부전으로의 진행은 남성에게서 더 많다.

### 자가 면역 질환

중년 이후의 여성에게서 많이 생기는 퇴행성 관절염이나 류머티스성 관절염 때문에도 신장에 합병증이 나타날 수 있다. 간혹 관절염의 치료제가 신장합병증을 악화시킬 수 있다. 만성 신부전으로 악화되는 경우는 남자가 많다.

## | 임신과 신장 |

임신중 비뇨기계의 감염은 임신을 유지할 수 있느냐를 결정하는데 중요하다. 비뇨기계 감염으로 인한 임산부의 위험은 세균뇨뿐만 아니라 패혈성 쇼크, 신장기능 저하 등이 있으며 심하면 태아를 잃을 수도 있다.

임신중 세균뇨는 증상이 없어도 치료해야 한다. 균 배양 검사에서 감수성이 예민한 항생제를 쓸 경우 5~10일 정도 투여하면 약 65%에서 치료될 수 있다.

일반적으로 증상이 있는 세균뇨는 항생제를 10~14일간 투여하며, 약을 끊은 후에 재발한다면 3~5주 정도 추가 투여가 필요하다.

임신중에 하루에 2gm 이상의 단백뇨가 나오면 사구체질환을 의심해야 하는데 이것은 이미 있었던 신장질환의 악화를 뜻한다.

임신중에 혈뇨가 있거나 적혈구 원주가 소변에서 검출된다면 임신 전에 신장질환이 있었을 가능성이 높다. 임신중이라도 신장질환이 의심되면 신장 조직 검사를 할 수 있다. 임신중 신장 조직 검사가 다른 경우에 비하여 더 위험하거나 합병증을 더 많이 일으키는 것은 아니므로 신증후군이 있다면 임신이라는 이유만으로 신장 조직 검사를 미룰 필요는 없다.

정상 임신에서 태아 사망률이 약 5% 이내라면 신장질환이 있는 환자에서의 태아 사망률은 약 30% 정도이다. 또한 임신 중독의 발생 빈도가 신장질환이 있는 환자의 경우가 신장질환이 없는 환자에 비해 20~40%가 높다. 신장질환으로 인한 임신 중독은 초산부나 경산부 모두에게서 비슷하게 나타나며 임신 32주가 되기 전에 나타난다.

신장질환이 있으면 임신이 잘 안 되는 것이 보통이지만 드물게 투석중인 환자도 임신을 할 수 있다. 투석 치료를 받는 임신 가능 연령의 여성 중 약 2%에서만 실제로 임신을 하지만 유산, 태아의 미성숙, 미숙아 등의 위험이 높으며 고혈압은 위험의 중요한 요인이다. 그러므로 투석중인 환자의 임신은 바람직하지 않으며 꼭 임신을 원한다면 신장이식 후에 하는 것이 좋다. 임신중 투석 횟수를 늘리는 것이 임신을 유지시키는데 도움이 되며 혈액투석과 복막투석 간의 차이는 없다. 적혈구 조혈인자를 맞는 것이 임신 유지에 도움이 되지만 태아가 미숙아와 조숙아일 가능성은 존재한다. 혈액투석을 하지 않는 신부전 환자의 출산가능성은 74~80%이지만 투석중인 환자의 출산가능성은 40~50%이다. 임신중 신장기능이 나빠져서 사구체 여과율이 10mL/분 이하로 감소하면 투석을 시작하는 것이 좋다.

신장이식 환자의 임신 성공률은 90% 이상이다. 신장이식을 받은 여성에게서 임신중에 신장기능의 변화는 정상인과 같고 급성 거부반응도 임신중이라고 더 빈발하지 않는다. 그러나 고혈압과 임신 중독증이 이식 환자 임신의 약 30%에서 나타나므로 출산율은 40~60%에 불과하다. 사이크로스포린이 임신에 미치는 영향은 확실치 않으며 임신중 혈중 농도가 낮아질 수 있으니 혈중 농도를 잘 관찰해야 한다.

## | 피임약과 신장 |

성관계 동안에 일어나는 요도의 마찰은 세균이 방광 내로 들어가도록 하여 젊은 여성의 요로 감염에 중요한 인자가 된다. 피임약이나 살정제의 사용이 질 입구의 정상 세균수를 변화시키고 대장균이 질 내에 사는 것을 촉진시켜 요로 감염의 위험을 증가시킨다.

## | 갱년기와 호르몬 치료 |

갱년기에 나타날 수 있는 비뇨생식기의 변화로는 방광과 요도 점막이 얇아져 빈뇨, 급뇨, 배뇨곤란, 긴장성 요실금이나 절박성 요실금 그리고 반복되는 요로 감염, 노인성 요도염 등이 있다. 이런 증상들은 폐경 후 4~5년 안에 약 1/3의 여성에게서 나타나며, 중년 이후의 삶의 질을 떨어뜨린다.

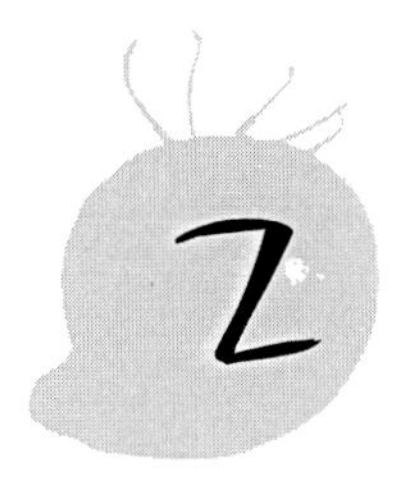

# 어린이와 신장과의 관계는 ...

## | 밤에 소변을 싸요(야뇨증에 대하여) |

이 병은 소변을 가릴 나이 — 통념상, 낮과 밤에 상관없이 소변을 가릴 나이는 5세 정도이다 — 가 지난 후에도 자기 의지와는 상관없이 옷이나 이불에 계속 소변을 지리는 것을 말한다.

최소 3개월간 계속해서 1주일에 2번 이상 소변을 싸고, 이것 때문에 아이가 많은 스트레스를 받아 생활하는 데에 지장이 생길 정도라면 야뇨증이라고 할 수 있다. 밤에 자다가 소변을 싸는 경우를 야간성 야뇨증, 낮에 소변을 싸는 경우를 주간성 야뇨증이라고 하는데 이 두 가지가 한 아이에게서 동시에 나타날 수 있다.

조사된 바로는 5세 아이들에게서 야뇨증은 남자 7%, 여자 3%이며 10세가 되면 남자 3%, 여자 2%로 약간 낮아진다. 18세가 되면 남자아이의 경우 1% 정도 되지만 여자아이의 경우는 야뇨증을 거의 볼 수 없고 청소년기에 이르면 대개의 경우 오줌을 가릴 수 있게 된다. 야뇨증의 원인은 가족력이 중요하다.

태어나서 5세가 지나도록 1번도 소변을 가리지 못하는 경우가 전체의 75%로 1차성(원발성 또는 특발성) 야뇨증이고, 일단 소변 가리기에 성공

했던 아이가 가린 지 적어도 1년이 지나서 주변 환경으로부터의 심리적 부담·스트레스 등을 이유로 다시 소변을 가리지 못하게 될 때를 2차성 야뇨증이라고 한다. 학교에 다니기 시작한 후로 시간이 꽤 지나 발병한 아이라면 그 절반은 2차성 야뇨증에 해당된다.

2차성 야뇨증인 경우에는 심리적 또는 환경적 요인의 영향이 크다. 새로 동생이 태어났다거나 학교에 입학했다거나 이사를 해야 하거나 엄마 아빠로부터 떨어져 지내야 하는 등의 스트레스 때문에 소변 가리기에 실패하게 된다.


야뇨증은 대개 저절로 좋아지는 병이다. 원인에 따라 환자가 처한 상황에 따라 적절한 치료방침을 세워야 한다. 처음부터 약물 치료를 시도하는 것보다는 행동 요법을 권한다.

우선은 부모들이 간단하게 할 수 있는 방법으로 저녁식사 후에 물을 많이 마시지 못하게 하고, 소변을 잘 가린 날에는 달력에 표시를 한다든지 하여 기념하는 것이 좋다. 또 아이가 자는 요나 차고 있는 기저귀에 전자경보 장치를 설치하여 소변이 조금이라도 묻게 되면 즉시 벨이 울려 잠자던 어린이를 깨우게 한다. 이후에는 이 장치 없이도 밤에 소변이 마려우면 일어날 수 있게 훈련하는 치료법도 효과가 좋다.

그러나 이런 행동 요법들로도 소변 싸기가 조절되지 않는 경우에는 약물 치료를 받아야 한다.

# | 방광요관 역류 |

　방광요관 역류는 소변을 볼 때 소변의 정상적인 방향인 방광에서 요도로의 흐름이 방광에서 역행하여 요관, 때로는 신우(신장에서 걸러진 소변을 모아 요관으로 보내는 깔대기 모양의 구조물)까지 올라가는 경우를 말한다.

　아이가 소변을 보기 위해 힘을 주거나 방광에 소변이 가득 차면 방광 내부의 압력이 올라가면서 역류가 생긴다. 이런 현상은 유전적 소인이 있는 아동에게서 생긴다.

　방광요관 역류는 크게 1차성과 2차성 두 가지로 나눈다. 1차성 방광요관 역류는 가장 흔한 타입으로 요로계 폐쇄나 신경 및 근육질환 등의 문제없이 선천성으로 소변이 역류되는 현상이다.

　2차성 방광요관 역류는 방광요관 접합부의 정상기능을 방해하는 여러 가지 병적인 상황들(중복요관, 중증의 세균성 방광염, 이물질이나 방광결석 또는 이로 인한 방광경부 폐쇄, 신경성 방광 등)에 의하여 생긴다.

　방광요관 역류는 배뇨중 방광요도 조영술이라는 검사로 정확하게 진단할 수 있다. 이 방법은 요도에 부드러운 고무관을 끼운 뒤 생리식염수와 액체로 된 방사성 물질의 혼합액을 삽입하여 방광을 부풀린 후 소변을 보게 함으로써 촬영할 수 있다. 만약 병이 있다면, 소변이 밑으로 흐르는 것과 동시에 방사성 물질이 위쪽으로 역행(역류)하는 것을 볼 수 있다.

　역류가 있는 것이 확인되고 그 정도(즉 역류의 등급)가 결정되면 다음으로 복부 초음파, 정맥 내 신우 조영술, 신장에 대한 컴퓨터 단층촬영, 신장에 특수한 동위원소를 사용하는 핵의학 검사 등을 시행하여 역류에 의한 신장의 손상 정도를 파악하고 요로계 이상의 동반여부에 대한 검사를 한다. 또한 역류가 있는 환자는 정기적으로 키와 체중을 측정하여 성장 정도를 확인하고 혈압 및 혈액 검사를 해서 신 장기능 판정, 소변 검사 및 균 배양 검사가 필요하다.

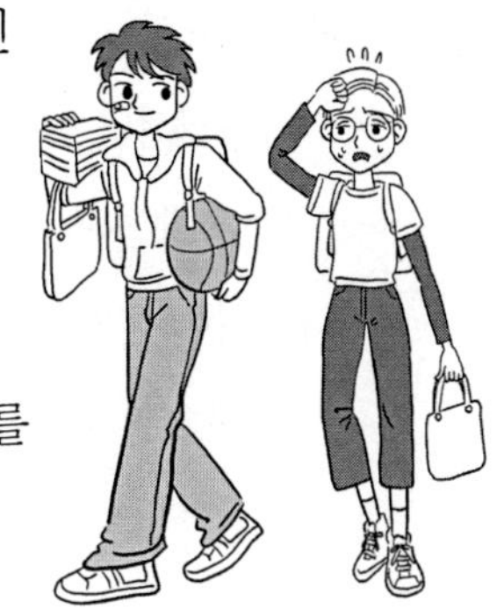

아이에게서 이유를 알 수 없는 성장 장애나 신장에 상처가 있다면 한번쯤 방광요관 역류를 의심하고 이에 대해 검사를 해야 한다.

## | 아이에게 신장병이 있으면 |

어린이 신장병은 부종, 혈뇨, 거품뇨(단백뇨), 소변량의 변화, 배뇨 이상이 있으나 요로와 관련이 없는 증상으로 나타나거나 전혀 증상이 없을 수도 있다.

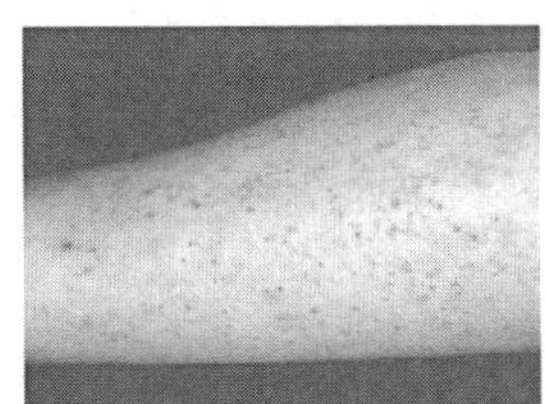

▶ [사진 2-1] 알레르기성 자반증의 피부 : 어린이에게서 흔한 신장염이다.

### 증 상

혈뇨나 소변을 볼 때 아프고 홍반성 낭창, 알레르기성 자반증 같은 전신질환의 일부로 나타나기도 한다. 그러나 전신 증상이 있더라도 미열, 설사와 같이 일반적인 증상을 보이는 경우도 있으며 아기들 중에는 제대로 자라지 못하는 경우가 많다.

① 혈 뇨

혈뇨는 소아에서 비교적 자주 나타나며, 육안적인 혈뇨와 현미경적인 혈뇨로 구분할 수 있다.

현미경적인 혈뇨는 신체 검사나 일상적인 검사로 소변 검사를 했을 때 우연히 발견된다. 혈뇨는 잠혈반응이 양성이고 현미경으로 적혈구가 확인되어야 한다. 소변 색깔이 붉게 보이고 잠혈반응을 보이더라도 혈색소뇨, 근육뇨일 수도 있다.

혈뇨가 계속되면서 심한 단백뇨나 신장기능 저하가 있으면 신장염을 확인하기 위하여 신장 조직 검사가 꼭 필요하다. 반복적이고 육안적 혈뇨인 경우에는 IgA 신병증, 고칼슘뇨증일 가능성이 높다.

② 단백뇨

학교에서 실시하는 신체 검사에서 혈뇨와 함께 단백뇨가 발견되는 경우가 있다. 어쩌다 1번 나오는 경우에는 문제가 되지 않지만 계속된다면 정밀 검사가 필요하다. 일시적인 단백뇨는 오랫동안 서 있은 후에 나오지만 지속적인 경우에는 사구체에 병이 있을 가능성이 높다. 단백뇨가 계속 되는 경우 하루 1g 이상 나오거나, 단백뇨가 6개월 이상 계속되거나 혈뇨, 고혈압, 고질소혈증 등 신장질환이 의심되면 신장 조직 검사를 해야 한다.

③ 색깔이 탁하고 악취가 나는 소변

대부분 요로 감염일 가능성이 높다. 소변을 볼 때 아프거나 소변을 자주 보거나 발열, 요통 등이 함께 나타나면 요로 감염이라고 생각해야 한다. 확진을 위하여 소변에서 균 배양 검사는 필수적이다.


④ 배뇨 장애

• 소변을 자주 보는 경우 : 가장 흔한 이상이며 방광염, 왜소 방광, 불
안정 방광 또는 방광 자극증에 의해 생긴다.

• 가뭄뇨 : 하루 2회 미만으로 소변을 보면 요로 감염이 생길 수 있다.
억지로 소변을 참는 경우에는 요로 폐쇄 기전에 의하여 신장이 손상
된다.

• 다뇨 : 소변의 양이 하루 2000m$l$/1.73m² 이상인 경우를 말한다. 지
나친 수분 섭취, 삼투성 이뇨(당뇨, 만니톨 사용 등), 요붕증 등의 가
능성이 있다. 아기가 원인을 모르는 발육부전, 발열, 탈수 및 보챔
을 나타내는 경우는 요농축능력의 이상을 반드시 확인해야 한다.
좀 더 자란 소아에서는 대개 야뇨증과 물을 자주 마시는 증상이 나
타난다.

• 소변량이 적은 경우 : 소변의 양이 하루 500m$l$/1.73m²(아기의 경우
대략 1.0m$l$/kg/시간) 이하인 경우로 신장순환장애, 신장염과 비뇨기
계통의 폐쇄 등이 원인이다.

• 야뇨 : 밤에 침구를 적시는 경우로, 방광 조절능력이 늦게 반응하거
나 방광이 작거나 수면중 각성 곤란 등이 원인이다.

- 기타 배뇨증상 : 남자아이에게서 소변줄기가 약한 경우는 요도성 판막과 같은 폐쇄성 질환을 의심해야 한다. 소변을 자주 보는 것은 물을 많이 마셔서 그렇기도 하지만 요로 감염 때문에 방광이 과민반응하는 경우가 있다. 배뇨통은 대개 요도염, 방광염 등의 요로 감염을 시사하나 여자아이에게서는 질염, 남자아이에게서는 포피염 등도 원인이다.

- 부종 : 전신적인 부종은 혈량이 증가해서 생기는 경우(심질환 등)와 혈중 삼투압이 감소해서 생기는 경우(신증후군, 간에서의 단백 합성 감소, 장관에서의 단백 소실)로 구별할 수 있으며, 신장병이 있는 경우의 부종 발생기전도 이와 같다.
  급성 신장염 및 신부전에서는 체내에 수분과 염분이 축적되어 혈량이 증가하고 고혈압 및 폐부종이 나타난다.

## 병 력

① 가족력

- 일부 신장병은 유전적인 요소가 있어 가족력을 자세히 아는 것이 중요하다. 예를 들어 신세뇨관질환, 알포트증후군 같은 유전성 사구체 질환, 신장의 낭포성 질환, 신성 요붕증 등이 있다.

- 방광요관 역류는 유전적 요소가 많아서 형제 중 약 35%에서 발생하며, 어머니가 방광요관 역류가 있는 경우에는 출산아의 50%에서 발생한다.

- 가족력상 신장질환의 유무, 난청, 고혈압, B형 간염 등은 꼭 확인해야 한다.

### ② 분만 및 신생아기 병력

- 태반에 부종이 있거나 태반이 커져 있는 경우는 선천성 신증후군, 모체감염(특히 매독) 등의 가능성이 있다. 아기에게서 나타나는 설명이 잘 안 되는 고열은 요로 감염의 가능성이 있다.

### ③ 기 타

- 상기도 감염 여부, 부종, 배뇨 이상, 소변의 색깔 및 냄새, 약물 복용 여부, 잦은 발열성 질환의 병력, 근무력증, 만성 신부전의 가능성을 보이는 피로감, 안면 창백, 식욕 부진, 구역질, 성장 부진 및 자반증의 병력 등도 알아야 한다.

## | 고추가 작아요(선천성 왜소음경) |

이 병은 남자아기의 음경길이가 그 나이 또래의 평균길이에 비해 2.5 표준편차 이상 작은 경우를 말한다. 이 기준을 적용하면, 출생 남아 중 왜소음경으로 진단되는 환아의 비율은 약 0.6% 정도가 된다. 대개 출생 후 바로 알 수 있는데, 긴장하지 않은 상태에서 아기의 음경을 부드럽게 당겼을 때 치골 아래 음경 시작부로부터 음경 끝부분까지의 길이가 1.9 cm보다 짧다면 선천성 왜소음경이라고 한다. 정상적인 남자아기는 음경

길이가 2.8~4.2cm 정도는 되어야 하는데, 이보다 약 1cm 정도 짧을 때를 왜소음경이라 할 수 있다.

선천성 왜소음경은 아기의 여러 기관들이 엄마의 뱃속에서 활발히 형성되고 있는 재태 14주 이후에 호르몬 이상으로 생긴다. 왜소음경의 원인으로는 1차성 성호르몬 기능저하증, 2차성 성호르몬 기능저하증, 원인을 모르는 왜소음경 등이 있다.

## | 포경수술이란? |

역사상 사람에게 가장 많이 행해진 수술인 포경수술은 아기의 음경 끝부분을 덮고 있는 피부(포피)를 제거하는 행위이다. 출생 후 수일 이내에 수술하게 되는데, 이것은 수술 시점이 늦어질수록 합병증이 생길 위험이 조금씩 커지기 때문이다.

수술은 아기의 음경에 부분마취를 하고 포피를 제거한 후 크림 형태로 된 진통제를 발라준다. 이렇게 하면 아기는 그다지 아파하지 않게 되고 약물 사용으로 인한 부작용도 별로 없게 된다.

아직은 모든 남자아기들이 출생 후 며칠 내에 이 수술을 받아야 한다고 권할 단계는 아니다. 달리 말하면 포경수술이 아이의 건강한 삶을 위한 필수조건은 아니라는 뜻이다. 부모가 시술을 결정했다면 시술할 경우의 득실에 대해 꼼꼼히 따져봐야 한다.

아무리 간단하다고 해도 포경수술 역시 외과적 수술이므로 수술에 따르는 합병증을 피할 수 없다. 합병증으로 지속적인 상처부위 출혈, 상처부위 감염, 포피가 너무 길게 혹은 짧게 잘려서 부적절한 길이로 남을 위험, 그리고 제대로 아물지 않을 가능성 등이 있으므로 부모의 세심한 관찰과 주의가 필요하다.

수술이 끝난 직후에는 아기의 생식기 끝에 생살이 드러나 있거나 진물이 스며 나와서 좀 노랗게 보인다. 소독한 거즈를 붙여서 관리하는 경우라면 기저귀를 갈 때마다 거즈도 바꿔야(바셀린 등을 발라서 잘 떨어지게 해야 한다) 상처부위의 감염 방지에 도움이 된다. 수술부위가 완전히 아무는 데는 보통 7~10일 정도 걸린다.

수술 후 생식기 끝에 보일 수 있는 노란색 진물이나 딱지는 처음 하루 이틀 정도는 정상이지만, 1주일 이상 이렇게 진물과 딱지가 계속된다면 상처에 문제가 생긴 것이다. 수술 후 3~5일 경까지 상처부위가 계속 빨갛게 성이 나 있으면서 그 정도가 갈수록 심해지고 점점 부어오르며 고약한 냄새가 나는 분비물이 흐르는 등의 문제가 있으면 감염되었을 가능성이 크므로 즉시 의사의 진찰을 받아야 한다.

## | 우리 아이는 성기를 갖고 놀아요! |

아이들은 자신의 몸을 배우는 과정 중에 성기를 만지게 되며 이러한 자위행위를 통해 즐거움 및 자기 만족을 얻는 경우가 많다. 손이나 다른 물체에 접촉을 하거나 비비면서 때로는 흥분되어 얼굴이 상기되거나 숨을 몰아쉬는 경우를 볼 수 있다. 또 자위행위를 1주일에 1~2번 하는 아이가 있는가 하면 매일 하는 아이도 있다. 특히 졸리거나 지루하거나 스트레스를 받는 상황에서 더 자주 그러한 행동을 하게 된다.

아이들의 자위행위는 정상 발달과정 중에 나타나는 흔한 행동이므로 아이가 성기를 만지는 것은 어른이 성기를 만지는 것과는 다른 차원의 행동이다. 자신의 몸을 배우는 과정 중에 성기를 만져보게 되고 기분이 좋아진다는 것을 알게 되면서 습관적으로 하게 되므로 손가락 빨기와 같은 행동으로 이해하면 된다. 성장을 하면서 이러한 행동을 완전히 중단하기보다는 스트레스를 많이 받는 등의 특별한 상황이 아니면 대개 그 빈도가 줄어들고 5~6세가 되면 공공장소에서의 행위를 피할 줄 알게 된다. 사춘기에 접어들면서 호르몬의 변화로 성에 대한 욕구가 생기면 의도적인 자위행위를 하게 된다.

자위행위 자체는 신체적인 상처나 손상을 일으키지는 않는다. 5~6세가 지나도록 공공장소에서 지나치게 이루어지지 않는 한 비정상적인 행동이 아니며 아이가 성을 너무 밝히게 되거나 나이에 맞지 않게 조숙하다거나 그릇된 성의식을 가지고 있는 것이 아니다. 오히려 아이의 이러한 행동들에 대해 부모가 심하게 야단을 치거나 체벌을 한다면 아이는 죄책감이나 불안한 심리 상태를 가질 수 있어 이후 사회생활을 하는데 문제가 될 수 있다.

따라서 아이가 자위행위를 할 때 부모는 우선 아이가 성기에 대해 알게 되었고 그것으로 즐거움을 얻고 있다는 사실을 이해하고 받아들일 수 있어야 한다. 그리고 그러한 행동을 없애려는 노력보다는 장소를 가릴 수 있게 교육을 하는 것이 바람직하다. 평소에는 장난감이나 다른 놀이로 아이의 관심을 다른 곳으로 돌려주는 것이 좋다. 놀이방이나 유치

원 등의 시설에 가는 경우에는 담당 선생님에게 도움을 청하여 아이에 게 보다 많은 관심을 가져주도록 해야 하고 다른 아이들과 어울리면서 놀도록 적극적으로 유도해야 한다. 부모가 자주 안아 주는 등의 많은 신 체적 접촉으로 애정을 표현하는 것도 자위행위의 빈도를 줄여주는 좋은 방법이다.

부모가 아이의 자위행위를 완전히 없애고자 할 때 아이는 심한 갈등을 겪게 된다. 아이를 심하게 야단치거나 체벌하면 안 되며, 그런 행동이 나 쁘거나 더럽다고 반복적으로 훈계하여 죄의식을 갖게 하면 안 된다. 오 히려 이러한 방법들은 아이에게 반항심을 유발하고 훗날 억압된 성의식 을 가지게 할 수 있다.

한편, 자위행위를 하는 아이들 중에는 성기를 만지게 되는 병적 원인 이 있는 경우도 있다. 요도에 염증이 있거나 성기 주변으로 발진이 생기 는 등의 이유로 가려움증이나 통증 때문에 자주 손이 갈 수도 있다. 따라 서 성기를 만지는 정도가 너무 잦다거나 육안으로 봐도 발적 등의 이상 소견이 보이는 경우에는 의사의 진료를 받아 보는 것이 좋다.

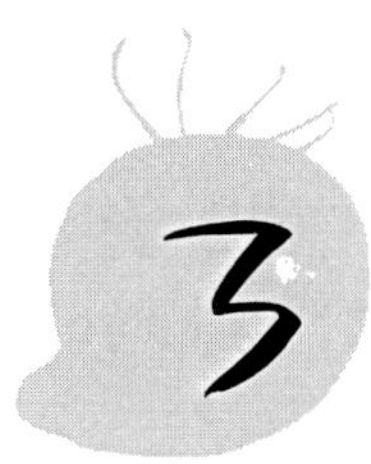

# 몸의 상태에 따른 차이 ■ ■ ■

## | 비만인 경우 |

비만이란 체중이 많이 나가는 과체중 상태이다. 따라서 자신의 신장에 맞는 '표준체중'과 '체질량 지수'를 참고하여 정상체중을 유지할 수 있도록 식생활과 운동 습관을 조절하는 것이 좋다.

### 비만도의 측정방법 ★☆

* 표준체중 = (신장 - 100)×0.9
  정상체중 = 표준체중 ± 10%
  과 체 중 = 표준체중의 10~20%
  비　　만 = 표준체중의 20% 이상

* 체질량 지수 = 현재 체중(kg) / 〔신장(m)×신장(m)〕
  정상체중 = 18.5~24.9
  과 체 중 = 25~29.9
  비　　만 = 30

비만은 혈압과 밀접한 상관관계가 있다. 체중이 10kg 증가할 경우 수축기 혈압은 평균 10mmHg 상승하는 것으로 알려져 있다. 그리고 비만은 고혈압뿐만 아니라 동맥경화, 심근경색 등의 심혈관계 질환을 비롯하여 신장질환, 당뇨병, 고지혈증 등의 만성 질환과 밀접하게 연관되어 있다. 특히 신장질환을 가지고 있는 환자의 경우, 신장기능 악화의 가장 중요한 위험 인자가 고혈압이므로 반드시 비만 관리를 해야 한다. 또 상체 및 복부 비만이 하체 비만보다 고혈압과 당뇨병, 심혈관계 질환의 유병률이 더 높다. 비만 환자에서 당뇨병과 고혈압의 발생 위험도가 각각 2.9배 높아지며, 고지혈증은 2.1배로 증가하는 것으로 보고되고 있다.

그러나 자신이 뚱뚱하다고 생각하는 모든 사람에게서 비만 관리가 필요한 것은 아니다. 체중 감량은 비만에 의해서 여러 가지 질환이 발생할 가능성이 있는 경우에만 필요하다.

**비만증 관리를 해야 하는 사람 ★☆**

1. 체질량 지수가 30 이상인 사람
2. 체질량 지수가 25 이상이고 다음 중 하나 이상이 있을 때
   A. 허리둘레/엉덩이둘레의 비
    남자 : 〉0.95
    여자 : 〉0.85
   B. 당뇨병, 고혈압 또는 고지혈증이 함께 있을 때
   C. 조기비만 : 40세 이전부터 체질량 지수가 25 이상인 남자

비만 관리의 원칙을 알아보면 다음과 같다.

① 비만의 원인질환과 비만에 동반된 특정질환에 대한 적절한 진단 및 치료를 실시한다.

② 적절한 식사 요법 및 운동 요법을 지속적으로 시행한다. 체중 관리에 대한 충분한 동기유발 및 생활방식의 변화, 식사 요법 및 운동 요법에 대한 노력, 감량된 체중을 지속적으로 유지하고자 하는 의지와 가

족·동료·의료진의 지속적인 협조 등이 필수적이다.

③ 적절한 행동수정 요법을 병행한다.

④ 고도 비만이나 질환을 동반하였을 경우에는 전문의의 진료를 받고 약물 요법 또는 수술 요법 등을 고려해야 한다.

비만 치료의 목표는 1주일에 0.5~1kg 정도 감량하는 것이 적당하다. 1차 목표로는 현재 체중의 3~5%를 우선 감량하고, 그 후 단계적으로 6개월 이상에 걸쳐 10%까지를 감량하도록 한다. 짧은 기간 동안에 심한 체중 감소는 요요 현상의 원인이 되며, 감량된 체중을 유지하는 것이 체중을 줄이는 것보다 훨씬 어렵다는 것을 알아야 한다.

## | 이미 다른 병이 있는 경우 |

### 고혈압

치료를 시작하려면 일단 목표 혈압을 정해야 한다. 일반적인 치료 목표는 140/90mmHg 이하이지만, 당뇨병이나 신장질환이 동반된 경우에는 좀 더 엄격한 기준을 적용하여 130/80mmHg가 치료 목표이다.

고혈압의 치료는 크게 생활 요법과 약물 요법으로 나눌 수 있다. 고혈압의 정도와 위험 인자 및 표적 장기의 손상 정도에 따라 생활 요법만 시작하거나 동시에 두 가지 치료를 병행할 수 있다.

생활 요법은 크게 식이 요법, 적당한 운동, 필요한 경우 체중 감량과 동반한 다른 위험 인자들의 조절로 나눌 수 있다. 약물 치료를 할 때에도 생활 요법은 항상 병행해야 한다. 다음 표는 JNC 7에서 권장하는 생활 요법이다.

**고혈압을 예방하거나 치료하기 위한 생활 요법 ★☆**

| 방법 | 권장 사항 | 혈압 감소 효과 |
| --- | --- | --- |
| 체중 감소 | 체질량 지수를 18.5〜24.9로 유지함 | 5〜20mmHg/10kg |
| 식이 요법 | 과일과 채소를 많이 먹고 동물성 지방과 콜레스테롤의 섭취를 제한함 | 8〜14mmHg |
| 염분 섭취 제한 | 하루에 염분 섭취량을 6g 이하로 제한함 | 2〜8mmHg |
| 운동 요법 | 하루에 30분 이상, 가능하면 매일 실시함 | 4〜9mmHg |
| 음주 제한 | 하루에 섭취하는 에탄올 양은 1온스(맥주 약 720m*l*)를 초과하지 않도록 함 | 2〜4mmHg |

## 당 뇨

### ① 혈당 조절

당뇨병성 신병증은 여러 인자들의 상호작용에 의해서 발생하지만 이 중에서 가장 중요한 것이 고혈당이다. 철저한 혈당 조절이 당뇨병성 신병증 이외의 다른 합병증의 예방 및 진행에 도움이 될 수 있다는 사실을 항상 염두에 두어야 한다.

### ② 혈압 조절

고혈압과 사구체 신염 사이에 아주 밀접한 관계가 있듯이 고혈압과 당뇨병성 신병증 사이에도 깊은 연관성이 있다. 즉 철저한 혈압 조절이 당뇨병성 신병증의 예방에 도움이 된다. 과거에는 당뇨병성 신병증 환자의 고혈압 치료 약물로 칼슘 통로 차단제를 널리 사용하였다. 그러나 최근에는 안지오텐신 전환효소억제제가 각광을 받고 있다. 미세알부민뇨 또는 단백뇨가 있는 인슐린 의존형 당뇨병 환자에서는 임신이나 심한 고칼륨혈증이 있는 경우를 제외하고는 반드시 안지오텐신 전환효소억제제를 사용해야 한다. 또 인슐린 비의존형 당뇨병 환자에서도 고혈압이 있거나 단백뇨가 있을 경우에는 안지오텐신 전환효소억제제의 사용을 우선적으로 고려한다.

### ③ 저단백 식이

고단백 식이가 신장질환의 진행을 빠르게 하는 것으로 알려져 있기 때문에 저단백 식이가 당뇨병성 신병증의 진행에 미치는 영향에 대한 많은 연구가 진행되었다. 여러 임상 연구를 토대로 미국당뇨병학회에서는 소아나 임산부를 제외한 모든 당뇨병 환자에서 1일 단백질 섭취량을 체중 1kg당 0.8g으로 제한하도록 권장하고 있다. 식이 단백 제한에서 고려해야 할 사항은 영양 상태가 악화될 수도 있다는 점이다. 그러나 같은 열량을 유지하면서 단백질 섭취를 제한할 경우에는 큰 문제가 되지 않는다.

### ④ 혈청 지질 조절

당뇨병 환자는 관상동맥, 뇌혈관 및 말초혈관질환의 위험이 높으며 지질 대사의 이상을 동반한다. 혈당 조절이 잘되지 않는 인슐린 의존형 당뇨병 환자에서는 혈청 중성지방과 콜레스테롤 및 LDL-콜레스테롤의 농도가 증가되어 있고, HDL-콜레스테롤의 농도는 저하되어 있다. 이러한 지질 대사의 이상은 혈당 조절로 쉽게 정상화될 수 있다. 당뇨병 환자에게서 LDL-콜레스테롤과 중성지방이 동맥경화증의 진행에 중요한 역할을 하기 때문에 일반인보다 더욱 엄격한 기준을 적용하여 지질 대사 이상을 치료할 필요가 있다. 지질 대사의 이상을 예방하기 위해서는 철저한 혈당 조절 및 체중 조절이 필요하고, 포화지방의 섭취를 제한하며, 불포화지방의 섭취를 권장해야 한다. 이들 방법이 실패할 경우 약물 치료가 필요하다. 혈청 콜레스테롤 수치가 220mg/dL 이상(LDL-콜레스테롤 130mg/dL 이상)이라면 약물 치료를 시작한다.

## 기타 질환

① 간질환

B형 간염과 C형 간염, 간경화증과 관련하여 여러 가지 신장질환이 생길 수 있다.

- B형 간염 : B형 간염과 관련된 사구체질환으로는 막성 신증, 막증식성 사구체 신염, 전신성 괴사성 혈관염 등이 있다.

- C형 간염 : 수혈과 관계된 모든 간염의 80% 정도가 C형 간염 바이러스라고 불리는 RNA 바이러스에 의해 발생한다. 미국에서는 C형 간염 바이러스에 감염된 환자의 60%에서 만성 간염이 나타나고, 10~20% 정도의 환자에서는 간경화증으로 진행한다. C형 간염과 관련된 사구체질환의 대부분은 제1형 막증식성 사구체 신염이다.

- 간경화증 : 간경화증도 IgA 신증을 비롯한 여러 사구체 신염과 관련이 있다. 특히 사구체 안에 IgA의 침착은 알코올성 간경화증 환자에서 관찰된다.

● 전신성 홍반성 낭창 : 전신성 홍반성 낭창(SLE : systemic lupus erythematosus)은 여러 장기와 조직에 염증세포의 침윤과 면역복합체의 침착을 보이는 전형적인 자가면역성 질환이다. 주로 젊은 연령에서 발생하지만 어느 연령에서도 나타날 수 있다. 90%의 환자가 여성이고, 만성 피로감 · 관절통 · 피부 발진 등의 증상이 생긴다. 신장을 비롯한 내부 장기의 손상이 생존율에 가장 큰 영향을 미치며, 전신성 홍반성 낭창 환자의 약 35~90%에서 신장을 침범한다. 어떤 환자는 평생 동안 신장 침범으로 인한 임상 증상이 없는 반면, 다른 환자는 초기부터 신부전증이 발생되기도 한다.

### ③ 류머티스 관절염

류머티스 관절염은 대칭성 다발성 관절염을 동반하는 원인 미상의 만성 염증성 질환이다. 그러나 환자의 35%는 관절 이외에 장막염, 혈관염, 폐 침범 및 심장 침범을 포함한 관절 외 증상을 갖는다. 류머티스 관절염 환자에서 류마토이드 인자와 순환 면역복합체가 있지만 신장 침범은 드물며, 임상적으로 경미한 편이다. 류머티스 관절염에서의 신장질환은 병 자체에 의한 경우와 치료 약제의 부작용으로 인한 경우가 있다. 그러나 대부분의 류머티스 관절염 환자는 여러 해 동안 다양한 약으로 치료를 받기 때문에 병 자체에 의한 것인지 약물과 관련된 병인지를 구별하는 것은 매우 어렵다.

### ④ 통 풍

통풍은 관절 주위나 관절 내에 요산염이 침착되어 발생하는 염증이다.

요산염은 신체 중의 두 가지 구조물에 잘 침착되는데, 하나는 하지 관절의 조직이며 또 다른 하나는 신장이다.

통풍에 대한 적절한 치료를 받았을 경우에는 통풍으로 인한 신장질환은 거의 발생하지 않는다.

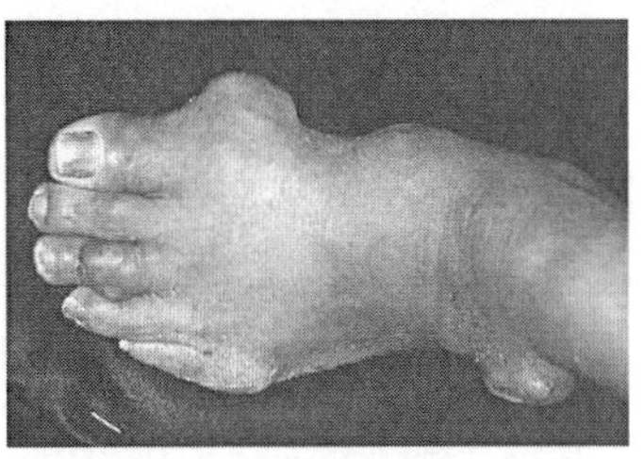

▶ 〔사진 2-2〕 만성 통풍 환자의 발 모습

반면 통풍을 제대로 치료받지 않은 환자에서는 통풍으로 인한 신장질환이 나타날 수 있다. 이들은 주로 통풍 결절을 가지고 있거나 통풍성 관절염이 오래되고 재발되었던 환자들이다. 통풍의 심한 정도는 신장질환의 정도와 비례하지만, 고혈압이나 혈관질환도 통풍성 신장질환과 관련이 있다.


⑤ 신낭종

단순 신낭종은 가장 흔한 신장의 혹으로, 초음파로 발견되는 신장 혹의 대부분(60~75%)을 차지한다.

특히 50세 이상에서 빈번하게 관찰되는데, 50세 이상에서는 6.7~15%, 70세 이상에서는 14.6~32.3%에서 단순 신낭종이 발견된다. 증상은 없으며 고혈압, 혈뇨, 단백뇨, 신부전과도 관련이 없는 것으로 알려져 있다.


⑥ 요로 결석

요로 결석의 유병률은 2~3%로 70세까지 생존한다면 8명 중 1명에서 요로 결석이 생길 가능성이 있다. 요로 결석은 활동성이 많은 20~40대에서 주로 발생하고, 남자가 여자보다 2배 정도 더 많이 생긴다. 요로 결석의 위치 중에서 신결석은 20~30%, 요관석은 60~70%, 방광석은 5% 정도이다. 요로 결석은 증상을 일으키지 않는 것에서부터 심각한 신장기능 손상과 말기 신장질환에 이르게 하는 녹각상(staghorn)의 커다란 폐쇄석까지 다양하다.

요로 결석의 전형적인 증상은 옆구리 통증이지만 혈뇨나 요로 감염으로도 나타난다. 요로 결석의 90%가 X-선 비투과성이기 때문에 초음파 검사나 요로 조영술을 통해 진단하는 것이 보통이다. 요로 결석에 의해 요로 폐쇄가 발생하였을 경우에는 적절한 치료를 통하여 폐쇄를 해결해야 하며, 동반되는 요로 감염을 치료해야 신장의 기능을 보존할 수 있다.

# 4 약과 신장과의 관계는 ••••

## | 일반 치료약은 신장과 상관이 없을까? |

약물은 위장에서 흡수되면 혈액을 통해 여러 장기로 이동하여 약물작용을 일으키게 된다. 작용을 마친 약물들은 간이나 신장을 통해서 배설된다. 의약품으로 분류되어 치료 목적으로 사용되는 약물들은 식품의약품안전청 등의 기관들에 의해서 안전성이 검증된 약물이다. 안전성이 검증되었다는 것은 약물이 인체 내로 흡수되어 나타나는 작용이 인체에 해롭지 않고 약물의 작용을 마치고 배설되는 과정에서도 간이나 신장에 해롭지 않다는 의미이다.

그렇다면 시중에서 통용되는 약물들은 모두 안전할까? 특히 신장에는 전혀 해롭지 않은 것인가? 결론부터 말하자면, 그렇지 않다. 안전성을 검증하는 과정은 적절한 용량을 단기간에 약물의 부작용을 관찰하는 것인데, 약물을 일반적인 용량보다 더 많이 복용하거나 장기간에 걸쳐서 복용하는 경우에는 부작용이 생길 수 있기 때문이다. 그리고 여러 약물을 함께 복용할 때는 약물 상호작용에 의해서 부작용이 더 자주 나타날 수 있다.

### 비스테로이드성 소염제에 의한 신병증

비스테로이드성 소염제에 속하는 약물은 일반적으로 진통제라고 알려진 약물들이다.

약의 이름에서와 같이 스테로이드 성분을 함유하고 있지 않으면서 염증을 줄여주는 작용과 통증을 억제하는 작용을 한다. 이는 타이레놀 등의 아세트아미노펜과는 구별되는 약물로서 습관성이나 중독성이 없고 감기, 근육통 및 각종 염증과 통증의 치료에 유용하다.

약물의 특성상 위장 점막을 자극하여 속쓰림 등의 증상을 유발하고 심한 경우에는 위궤양을 일으키기도 한다.

비스테로이드성 소염제의 장기간 사용으로 축적된 독성에 의해 신장기능의 변화가 나타날 수 있으므로 장기간 약물을 사용하는 경우라면 정기적인 소변 검사 및 혈액 검사를 통해서 신장기능의 변화를 주의 깊게 관찰해야 한다.


### 진통제에 의한 신병증

아스피린, 페나세틴 및 카페인을 포함하는 복합진통제를 만성적으로 복용하면 신장병이 생긴다.

진통제 신병증은 약물 복용으로 생기는 만성 신부전의 흔한 원인으로 주로 여성에게서 많이 생기며, 만성적인 두통으로 여러 가지 진통제들이 혼합된 약물을 매일 복용했던 사람에게서 잘 생긴다.

신장기능이 약해진 후에는 특별한 치료가 없기 때문에 가능한 조기에 진단하여 진통제의 복용을 중단하고, 복합 성분의 진통제보다는 아세트아미노펜과 같은 단독 성분의 진통제를 꼭 필요한 경우에만 복용하는 것이 진통제 신병증을 예방하는데 중요하다.


## 아미노글리코사이드 신병증

항생제 중에서 아미노글리코사이드라는 항생제는 전적으로 신장으로 대사되는 약물인데 약물 자체의 특성에 의해서 신장기능이 정상이더라도 신독성을 일으킬 수 있다.

그렇다면 어떤 환자에게서 아미노글리코사이드 신병증이 잘 생길까?

나이가 많은 환자에게서 신병증이 잘 발생한다. 나이가 많아지면 신장기능이 떨어져 혈중 아미노글리코사이드 농도가 상대적으로 증가되고 신장 내에 아미노글리코사이드가 축적되기 때문에 생기는 것으로 알려져 있다.


## 중금속에 의한 신병증

일반 치료약은 아니지만 환경오염 등으로 인한 중금속에 대한 주의를 환기할 필요는 있을 것이다. 납, 카드뮴, 금, 구리, 수은 등과 같은 여러 가지 중금속에 의해서 신장은 손상을 받을 수 있다. 이 중 납과 카드뮴의 영향이 가장 가능성이 있다.

대개의 경우 카드뮴과 납은 동시에 노출이 되는데, 카드뮴의 흡수는 소화기계나 호흡기계를 통해서 일어난다. 납과 마찬가지로 카드뮴도 급성 신부전 및 만성 신부전을 일으킬 수 있다.

만성 카드뮴 중독에 대한 특별한 치료법은 알려져 있지 않다.

# | 신장병 치료약은 무엇이 있을까? |

신장에 병이 생겼을 때 먹는 약은 어떤 것이 있을까?

대부분의 사람들은 신장에 병이 생기면 특별한 약이 없다고 생각한다. 대개의 약들이 신장을 통해서 대사되어 배출되기 때문에 신장에 병이 있으면 약을 사용하기가 어렵고 부작용이 많다고 생각한다. 그러나 이런 선입견은 잘못된 생각이다. 신장이 체내의 수분과 노폐물을 제거하는 중요한 기능을 하고는 있지만, 신장에서 병이 생기면 다른 장기와 마찬가지로 각각의 질환에 따른 치료가 필요하고 각각의 질환에 따라서 여러 가지 약물을 사용하게 된다.

이것은 신장에 대한 잘못된 인식에서 비롯되었다고 생각되며, 이를 바로잡기 위해서 신장병에 사용되는 몇 가지 약제에 대해서 설명을 하도록 하겠다.

### 이뇨제

이뇨제는 고혈압 치료 이외에도 다양한 부종의 치료제로 사용된다. 신증후군과 같이 다량의 단백뇨를 보이며 부종이 심한 질환에서는 다양한 이뇨제들이 부종 치료를 위해 중요한 역할을 한다. 급성 신부전의 경우 일정한 소변량을 유지시키기 위해서 사용된다.

### 고혈압약

고혈압으로 인하여 신장 합병증이 생긴 환자들은 적극적으로 고혈압 치료를 해야만 만성 신부전으로의 진행을 막을 수가 있다.

그러나 신장질환 중에서 고혈압이 없는 경우에도 고혈압 치료 약제를 사용하는 경우가 있다. 신증후군과 같이 단백뇨를 보이는 경우에는 고혈압 치료 약물을 사용할 수 있다. 특히, ACE 억제제라는 약물은 말초혈관의 저항을 감소시킬 뿐만 아니라 신장 내 혈관에 작용하여 단백뇨를 줄여주는 작용을 하기 때문에 단백뇨의 치료에 유용하게 사용된다.

## 면역억제제

인체 내 면역체계는 외부의 병원균이나 이물질이 우리 몸 속에 들어오면 염증반응 등을 통해서 이를 제거하는데 중요한 역할을 한다. 하지만 면역체계에 이상이 생기게 되면 병원균이나 이물질의 침입이 없어도 불필요한 염증반응이 지속되거나 반복되어 병을 일으킨다. 이러한 질환들 중에서 상당수가 신장과 관련되어 있는데, 대표적으로 사구체 신염 등이 면역체계의 이상에 의해서 생기는 병이다.

면역체계의 이상으로 인해 생긴 질환들을 치료하기 위해서는 인위적으로 면역을 억제하여 비정상적인 면역반응을 중단시켜야 한다. 이를 위해서 다양한 면역억제제들이 이용된다. 면역계의 질환뿐만 아니라 신장을 비롯한 간, 심장 등의 이식 후 발생하는 거부반응을 억제하기 위해서도 면역억제제가 사용된다.

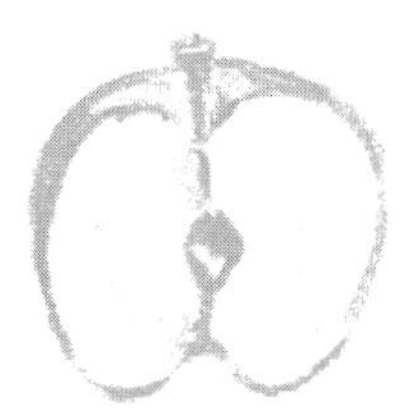

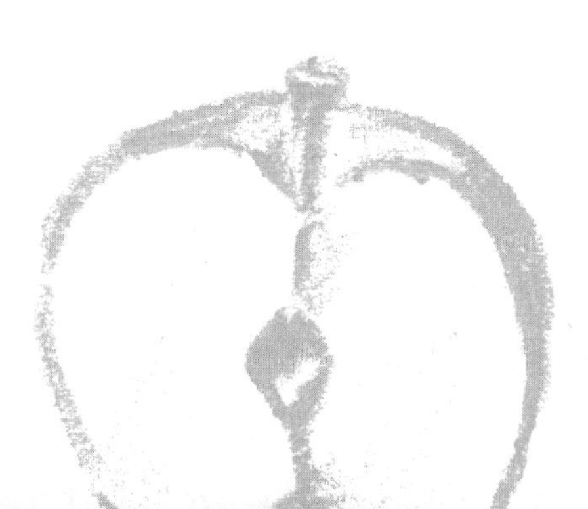

## | 한약과 신장은 어떤 관계가 있을까? |

　한약은 원료가 동물성인 경우도 있으나 주로 건조된 식물이다. 건조된 상태 그대로 처방되어 달이거나 일부 첨가제를 추가하여 환약으로 조제되어 치료나 건강 보조 목적으로 수일에서 수개월 이상에 이르기까지 복용한다. 또한 처방에 따라서는 여러 종류의 식물이 다양한 용량으로 복합 조제되어진다. 복합 조제되어 있으면서 성분에 대한 과학적인 분석이 이루어져 있지 않기 때문에 한약이 체내에서 작용하는 방법이나 대사 및 배설과정 등에 대해서는 모르는 경우가 대부분이다. 또한 이러한 약제들은 수일에서 수개월 이상까지 장기간 복용하게 되기 때문에 인체 내에 부작용이 심각해질 때까지 자각하지 못할 수가 있고 부작용과 약제와의 연관성을 입증하기도 어렵다.

## | 약물에 중독되면 어떻게 해야 할까? |

　약물 중독에는 마약, 진통제 및 수면제와 같은 습관성 약물을 장기간 복용하여 약물을 끊을 수 없는 약물 중독과 농약, 쥐약, 중금속 및 기타 약제 등을 의도적으로 또는 사고로 인하여 일시에 과량을 복용하여 생기는 약물 중독이 있다.

### 위 속 약물을 제거한다

　누군가가 자의로 혹은 실수로 과량의 약물이나 농약 등을 먹었을 경우에 일반적으로 가장 먼저 하는 치료가 위세척이다. 위세척은 위로 들어간 약물이 체내로 흡수되기 전에 씻어준다는 개념이다. 위세척뿐만 아니라 구토를 시키는 방법도 위로 들어간 약물을 제거하는 방법이다. 이렇듯 약물 중독의 1차적인 치료는 입으로 삼켜서 위로 들어간 약물을 제거하여 인체 내로 흡수되는 양을 최소화하는 것이다.

약물이나 농약 등의 성분에 따른 특징과 양에 따라 흡수되는 부위와 시간은 달라지지만 대략 4~6시간이 지나면 인체에 영향을 미칠 수 있는 양이 흡수된다. 또한 스스로 구토를 할 수 없을 정도로 의식이 없는 사람에게 위세척을 시키고 구토를 시키는 것은 지극히 위험하다. 스스로 구토를 할 수가 없다면 음식물이 기도로 들어가도 이것을 다시 내뱉지 못하기 때문에 질식의 위험이 있기 때문이다.

이렇게 위세척을 하고 구토를 시키더라도 위에 들어간 약물을 모두 제거하지는 못한다. 이러한 방법 이외에 흡착제나 하제를 투여하여 위 속의 약물을 제거하는 방법이 있다. 흡착제는 위 속에서 약물과 결합하여 약물의 인체 내 흡수를 막고, 하제는 약물의 흡수를 방해하여 대변으로 배설시킨다. 이러한 노력에도 불구하고 약물 복용 후 즉각적인 위세척을 시행하지 못하거나 위 속으로 들어간 약물의 양이 많은 경우에는 혈액 속으로 흡수되는 약물에 의한 부작용으로 생명이 위독할 수 있다.

사람의 혈액 속으로 약물이 이미 흡수되었다면 어떤 치료를 해야 할까?

## 인체 내에 흡수된 약물을 제거한다

약물이나 농약 등이 체내로 흡수되어 혈액 속으로 도달하면 혈액을 통해서 인체 내 여러 장기로 이동한다. 혈액 속에만 약물이 존재하는 경우에는 비교적 손쉽게 배설시킬 수 있지만 조직 내로 흡수된 약물을 제거하기는 쉽지가 않다. 따라서 약물이 혈액 속에 존재할 때에 여러 가지 방법으로 제거하려는 노력이 우선되어야 한다.

이런 노력 중에 하나가 혈액투석으로 약물을 제거하는 방법이다.

혈액투석이란 혈액 속에 포함된 성분들 중 독성물질을 제거하는 방법이다. 혈액 내 성분 중에서 분자량이 작고 단백질과 결합하지 않아서 투석막을 쉽게 통과할 수 있는 물질은 제거하기가 쉽다. 또한 혈액 속에 존재하는 시간이 길고 인체 내 장기에 퍼지는 범위가 작은 물질일수록 제거하기가 쉽다. 따라서 어떤 약물에 의한 중독인지에 따라 혈액투석으로 약물의 제거 효과가 결정된다.

### 약물의 부작용에 대비한다

약물에 의한 합병증을 미리 예측하기는 어려운 경우가 많으므로 약물 중독 후에 응급조치가 선행되고 흡수된 약물의 제거를 충분히 하였더라도 이미 조직으로 들어간 약물의 부작용에 대비하여 신중하게 환자의 경과를 주의 관찰할 필요가 있다.

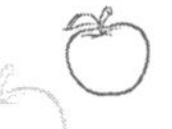

### 약은 조심해야 한다

건강한 사람이라면 특별히 약을 복용하는데 주의할 필요가 없다.
그러나 65세 이상이거나 당뇨병, 고혈압, 신장염이 있다면 꼭 필요한 약이 아니면 안 먹는 것이 좋다. 약이냐 아니냐는 약리 작용 못지 않게 약이 가지고 있는 부작용도 고려해야 한다. 아무리 좋은 약도 몸밖으로 배설되지 않는다면 약이 아니라 독이 될 수 있다.

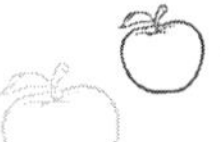

## 여성들은 이런 것을 주의하자

여성은 해부학적으로 항문과 요도 입구 사이의 거리가 가까워서 요도염이나 방광염에 걸리기가 쉽다. 특별한 계기가 없어도 피곤하면 염증이 생길 수 있다.

따라서 감기 증상이 오래가거나 기침 없이 몸살이 오래가면 소변 검사를 해봐야 한다.

원인균이 대부분 대장균이므로 대변을 본 후 뒤쪽에서 앞쪽으로 닦는 것은 좋지 않다. 평소에 물을 많이 마시고 과로하지 않도록 해야 하며, 감기나 몸살에 자주 걸린다면 정밀 검사를 해보아야 한다. 최근 들어 비만과 부종을 혼동하는 여성이 늘고 있다. 비만인데도 불구하고 부종이라고 믿고 싶어 하는 것이다.

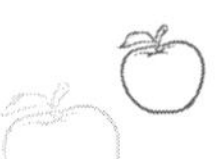

## 어린이들은 이런 것을 주의하자

어린이의 신장병은 선천적인 경우가 많다. 부모 중 한 사람이 신장병이 있거나 형제 중에 신장병이 있다면 정기적으로 소변 검사를 해보는 것이 필요하다. 선천적이 아닌 신장병은 잘 낫는다. 그러나 혈뇨와 다량의 단백뇨가 있다면 신장 조직 검사를 해서 원인을 밝히는 것이 좋다.

방광 – 요관 역류는 어린 시절 발달 과정에서 나타날 수 있는 현상이다. 다만, 역류로 인하여 성장이 지연되고 신장이 영구히 손상될 수 있으므로 이유 없이 감기 몸살을 자주 앓는 어린이들은 소변 검사를 해서 소변에서 염증이 있는지를 확인해야 한다.

오줌싸개는 대부분 정신적인 스트레스가 원인이다. 아이가 성기를 가지고 노는 경우 야단을 치기보다는 관심을 딴 곳으로 유도하고 더 많은 애정표시를 해주어야 한다.

포경 수술은 아직까지 유효성에 논란이 있다. 따라서 모든 아기들에게 꼭 필요한 것은 아니다.

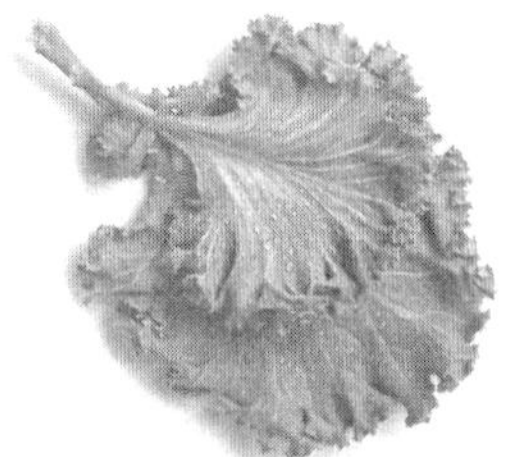
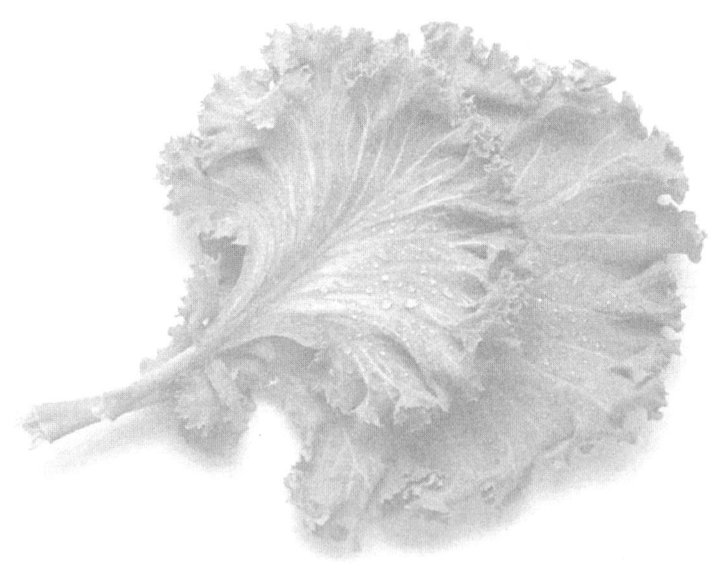

# CHAPTER 03

# 신장병을 알 수 있게 하는 ···

# 방법들

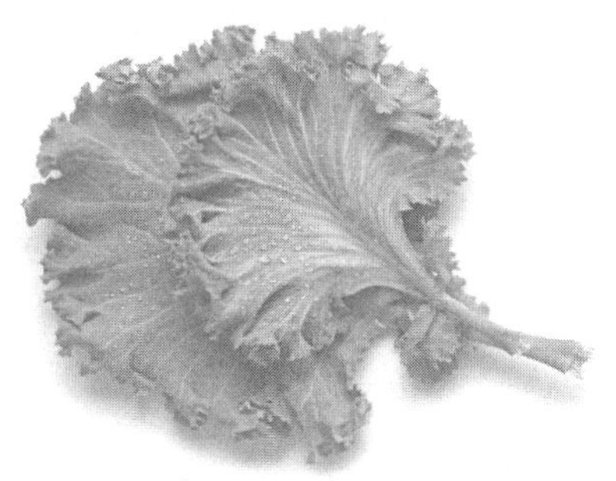

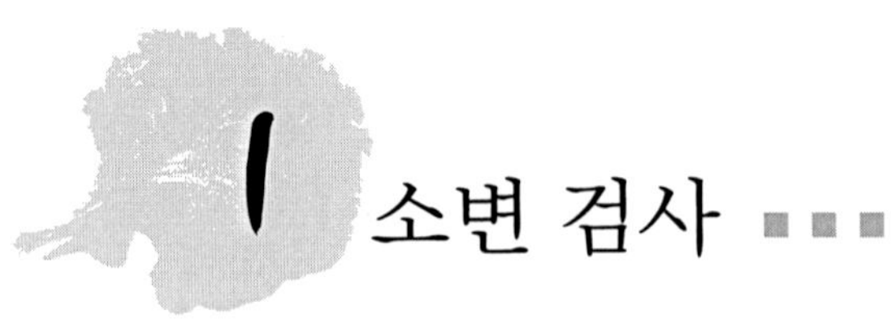

# 1 소변 검사

　무심코 소변을 보다가 소변 색깔이 홍차빛, 콜라색 혹은 선홍색이면 누구나 당황하게 된다. 또한 소변을 볼 때 아프거나 소변에 거품이 많을 때, 몸이 붓는다고 느낄 때는 흔히 신장에 이상이 있다고 생각한다.

　소변 검사는 소변이 신장에서 만들어지므로 가장 쉽고 편하게 신장병을 검사할 수 있는 방법이다. 그 중에서 검사가 가장 정확한 것은 아침뇨이다. 소변 검사를 할 경우 집에서 아침 첫 소변을 보고 병원에서 두 번째 소변으로 검사를 하는 것이 좋다.

　다른 소변 검사 방법으로는 염증이 의심될 때 하는 균 배양 검사와 도말 검사가 있다. 소변을 받을 때는 소변이 처음 나오는 순간부터 받으면 피부나 질에 묻어 있던 세균이 들어갈 수 있으므로 소변을 보다가 중간쯤부터 받는다. 이때의 소변컵은 소독된 컵이므로 조심해서 다루고, 소변을 받은 후 곧 뚜껑을 닫는 것이 좋다.

　소변 검사 중에는 이상세포, 즉 암세포를 보기 위한 검사도 있다. 이 검사는 신선하고 농축된 소변일수록 검사 결과가 정확하므로 검사하기 전날 가능한 물을 적게 먹고 아침 두 번째 소변을 받되 병원에 와서 받는 것이 좋다.

소변에서 단백질이 나오는지를 알기 위해서나 신장의 기능을 알기 위하여 만 하루 동안 소변을 모아 검사하기도 한다. 이러한 24시간뇨는 하루치 소변을 한 방울도 버리지 않고 다 모아야 하는데, 번거롭지만 정확히 다 모아가야 결과를 확실히 알 수 있다.

방법은 우선 아침 7시에 보는 소변은 버리고 그 다음부터 보는 소변은 다 모은다. 다음날 아침 7시경에 소변이 보고 싶지 않더라도 소변을 봐서 이번에는 버리지 말고 모으게 되면 24시간뇨가 된다. 24시간뇨 검사는 신장에 관해서 여러 가지를 평가할 수 있는 방법이므로 귀찮기는 하지만 그만한 가치가 있는 검사방법이다.

# 2 혈액 검사 ....

신장병 검사를 본격적으로 시작하면 웬 피를 몇 대롱씩 뽑는지 놀라게 된다. 그러나 신장병은 다른 병들과 달리 몸의 다른 부분과 많이 연관되어 있어 혈액 검사 결과가 병의 원인이나 병에 걸려 있는지 여부, 그리고 치료 방향을 결정하는데 필수적이라는 사실을 알면 이해할 수 있을 것이다.

혈액 검사는 신장기능을 보는 검사(BUN, 크레아티닌)와 전해질 검사, 삼투질농도 검사, 산성 검사 등이 있다. 우리 몸의 다른 곳과도 관련이 있으므로 빈혈이나 백혈구, 혈소판, 간기능, 동맥경화에 관련된 지방질, 요산, 당뇨 등을 기본적으로 검사한다. 또 신장병의 원인을 찾기 위해 간염 바이러스 검사, 루푸스 등 류머티스계 검사, 염증 검사, 고령에서는 암에 대한 검사도 필수적이다. 경우에 따라 중금속 검사도 하게 되고, 그 외 신장병의 합병증을 보기 위해 갑상선 호르몬이나 부갑상선 호르몬 검사도 필요하다. 그러다 보니 혈액을 몇 대롱씩 뽑게 된다.

그러나 혈액 검사는 정확한 진단과 병의 진행 정도를 결정하는데 필요하고 신장기능과 합병증을 알기 위해서도 필요하므로 정기적으로 검사하는 것이 좋다.

그러나 처음보다는 다음 검사 때는 검사의 가짓수가 줄어든다.

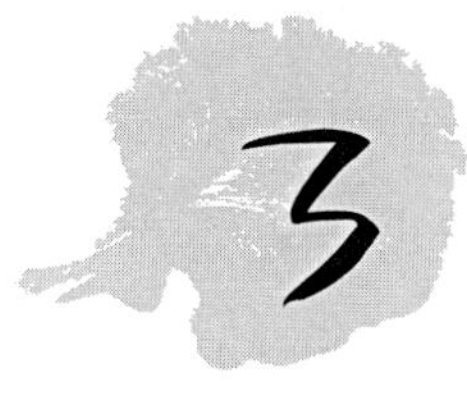

# 보다 전문적인 검사방법에는 어떤 것이 있을까?

금식을 하고 병원에 오면 혈액 검사와 소변 검사 이외에도 이런 저런 검사를 하게 되는데 보다 전문적으로 하는 검사에는 어떤 것들이 있고, 어떻게 준비하고 뭘 알아보는지 살펴보자. 여기에는 X-선 검사, 동위원소를 사용하는 핵의학 검사, 비뇨기에서 하는 검사와 신장 조직 검사 등이 있다. 물론 신장병 환자도 기본적으로 가슴 X-선 검사나 심전도 검사를 하지만 신장에만 한정하여 살펴보기로 하겠다.

## | 신장병의 방사선과적 검사 |

먼저 방사선 검사는 가볍게 X-선만 찍기도 하고 전문적인 고도의 장비를 이용할 경우도 있다.

### 단순복부촬영(KUB)

식사를 거를 필요가 없고, 누워서 배에 X-선 사진을 촬영하는 간단한 검사이다. 대략적인 신장의 형태와 크기, 석회화나 돌, 척추나 골반에 이상이 있는지 보는 기본 검사이다. 그러나 요로에 있는 돌의 10% 가량은

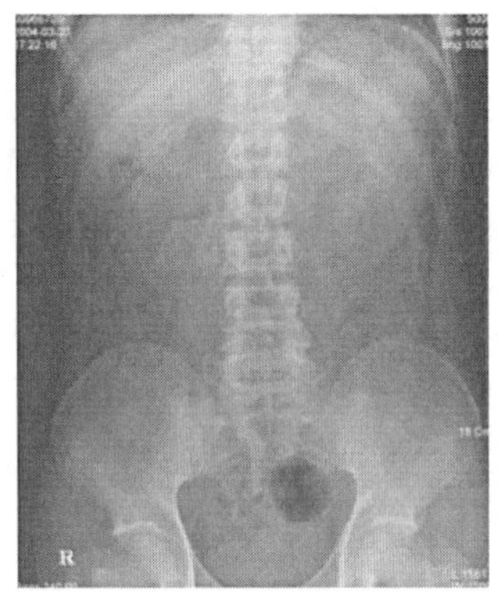

▶ 〔사진 3-1〕 단순복부촬영

단순복부촬영에서는 나타나지 않는다. 그러므로 요로 결석이 의심되면 경정맥 요로 조영술을 하고, 또 소변이 내려가지 않아 신장이 부은 수신증, 신장 내 물혹이나 혹(종양), 만성 신장병 등의 구별을 위해 신장 초음파 검사나 다른 전문적인 추가 검사가 필요하다.

## 경정맥 요로 조영술(IVP)

경정맥 요로 조영술은 조영제를 혈관에 주사하고 조영제가 신장을 거쳐 요관과 방광으로 나오는 모습을 연속적으로 X-선 촬영하여 어떤 문제가 있는지 알아보는 검사이다. 양측 신장의 위치 · 크기 · 모양을 관찰하여 양측 신장기능이 비슷한지, 소변이 내려오는 길의 형태가 비뚤어지거나 늘어나지 않았는지 보고 요로 결석 · 염증 · 종양 등을 구별하는데 이용된다. 또, 소변이 내려오다가 막힌 정도나 위치를 알 수 있는 장점도 있다.

신장이 배의 뒤쪽 벽에 있으므로 좋은 사진을 찍기 위해서는 전날 밤부터 굶고, 설사하는 약을 먹어 대변과 가스를 다 배설한다. 조영제를 주사하고 3~5분, 10~15분, 20~25분, 30분, 1시간 등에 X-선 촬영을 하면, 〔사진 3-2〕처럼 양측 신장에서 소변이 내려오는 길을 따라 하얀 색의 조영제가 정상적으로 내려가는 것을, 〔사진 3-3〕처럼 오른쪽 신장에 문제가 있다는 것을 확인할 수 있다.

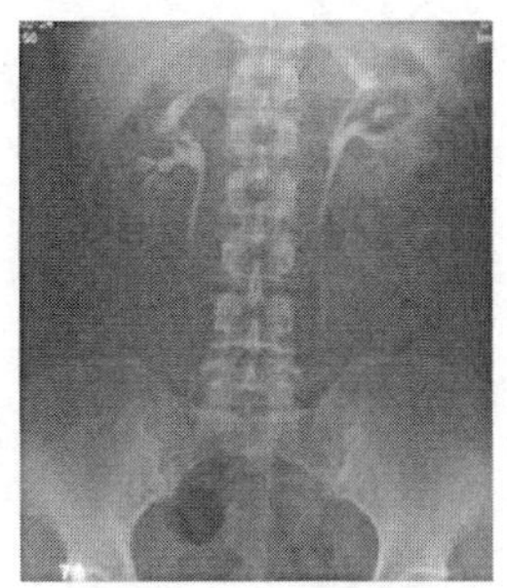

▶ 〔사진 3-2〕 경정맥 요로
조영술(IVP) - 정상

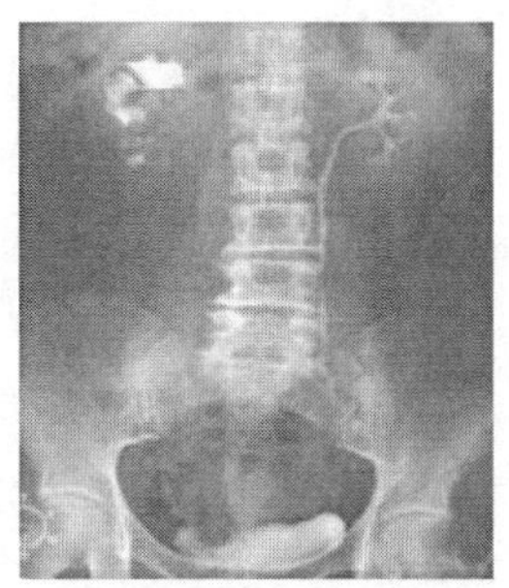

▶ 〔사진 3-3〕 경정맥 요로
조영술(IVP) - 우측 요관
결석

## 역행성 요로 조영술(RGP)과 방광요관 요로 조영술(VCUG)

역행성 요로 조영술은 경정맥 요로 조영술과 비슷한 목적으로 하는 검사이다. 조영제를 혈관으로 주사하지 않고 요도에서 신장 방향으로 관을 삽입하고 거꾸로(역행성) 조영제를 넣어 촬영한다.

경정맥 요로 조영술에서 소변이 내려오는 길이 선명하게 나타나지 않을 때나 조영제에 대한 부작용이 있을 때 하는데, 검사하기가 어려우며 간혹 요관에 상처를 입히거나 염증을 일으키는 경우도 있다. 〔사진 3-4〕는 방광을 내시경으로 보면서 요관 카테터를 요관에 넣고, 이를 통하여 조영제를 쏴 올리고 X-선으로 촬영하여 요관이 좁아져 신장이 부은 수신증을 밝혀낸 경우이다.

비슷한 검사방법으로 조영제를 방광에 넣은 후 소변을 보면서 X-선 촬영을 하여 소변을 보려고 아랫배에 힘을 줄 때 오히려 방광에서 신장 방향으로 소변이 역류하는지 알아보는 방광요관 요로 조영술도 있다〔사진 3-5〕. 그러나 이런 촬영방법들은 조영제를 사용해야 하므로 신장기능이 나빠져 있다면 시행할 수 없는 단점이 있다.

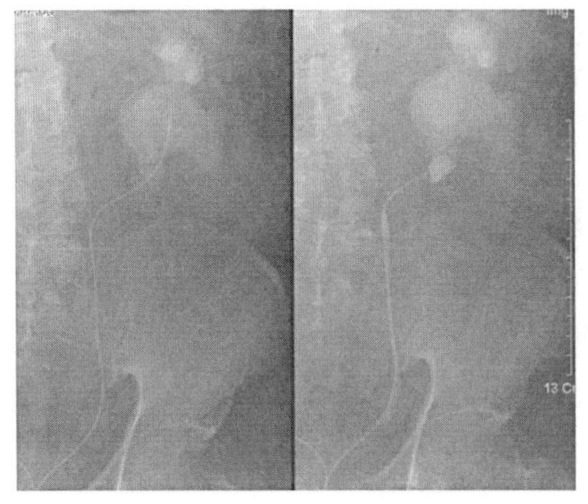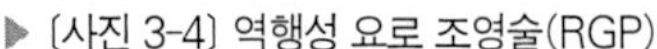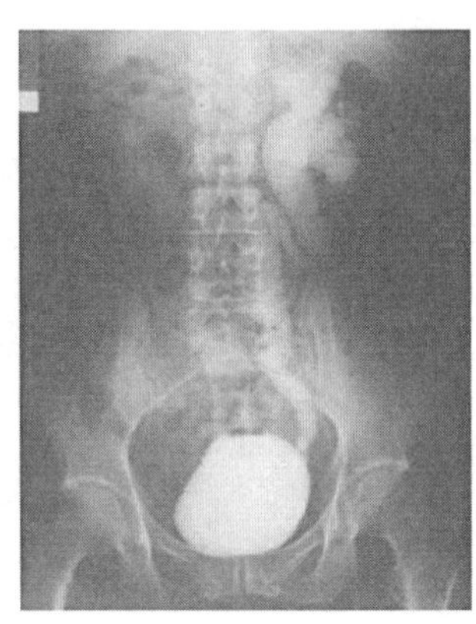

▶ 〔사진 3-4〕 역행성 요로 조영술(RGP)　　▶ 〔사진 3-5〕 방광요관 요로 조영술(VCUG)

## 신장 초음파 검사

신장 초음파 검사는 식사를 한끼 굶은 상태에서 누운 자세로 배와 옆구리에 젤리를 바르고 초음파 프로브로 신장을 관찰한다. 신장기능이 저하된 경우에도 사용할 수 있으며, 환자가 느끼는 불편함이나 통증이 없어서 매우 쉽게 할 수 있다. 신장의 크기와 신장 겉층의 두께 및 반사 음파로 만성 신장병을 구별할 수 있고, 신장이 부은 수신증이나 물혹과 덩어리 유무 등을 알아낼 수 있다. 도플러라는 혈액의 흐름을 보는 검사를 같이 하면 혈관 상태도 볼 수 있다.

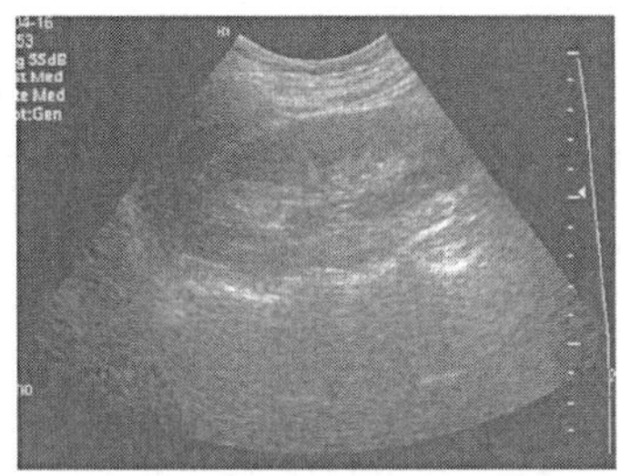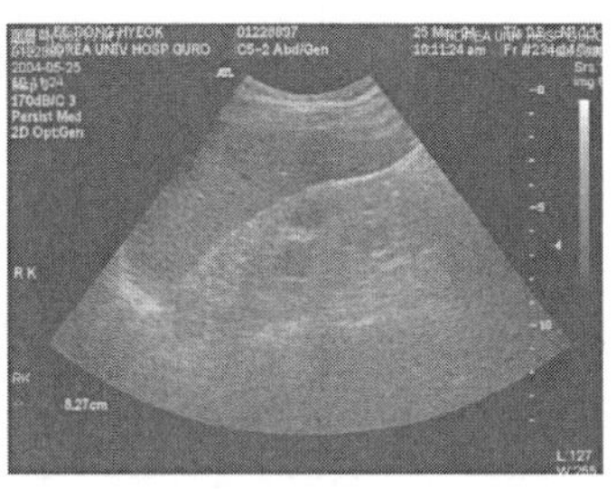

▶ 〔사진 3-6〕 신장 초음파 : 정상 신장은 신장의 겉질이 검게 보이고 속질이 희게 보인다.　　▶ 〔사진 3-7〕 신장 초음파 : 신장 내에 검은 물혹이 보인다(신낭종).

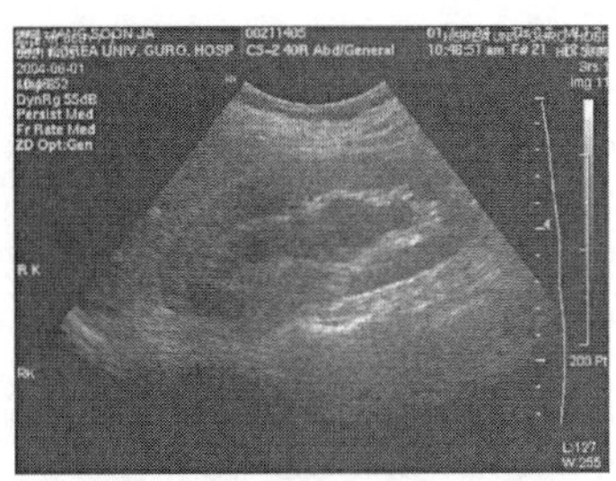

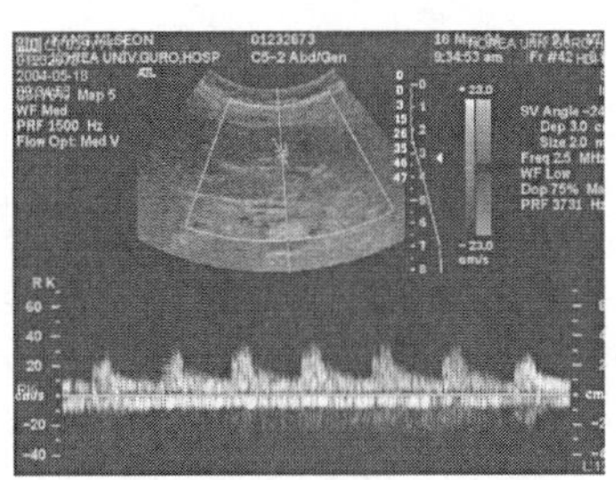

▶ 〔사진 3-8〕 수신증 : 신장 속질 내에 신우가 늘어져 보인다(검은 부분).

▶ 〔사진 3-9〕 신장 도플러 : 신장의 혈류량을 측정한다.

## 전산화 단층촬영

전산화 단층촬영(CT)은 말대로 경정맥 요로 조영술이나 초음파 검사에서 보이지 않는 부분도 자세히 볼 수 있고 신장과 요로 주행을 따라 주변에 있는 다른 장기도 같이 관찰할 수 있다. 검사 비용이 비싸지만 신장에 혹이 의심되는 경우, 외상을 입은 경우 등에서 사용한다. 또한 조영제를 사용하여 신장과 소변이 내려오는 길도 볼 수 있으며 신장의 혈관 부분도 같이 볼 수 있다.

〔사진 3-10〕은 조영제를 사용하여 전산화 단층촬영을 한 것으로서 양쪽으로 하얗게 보이는 강낭콩 같은 2개의 기관이 정상 신장이다. 〔사진 3-11〕에서는 왼쪽 신장에서 혹이 보인다.

오른쪽 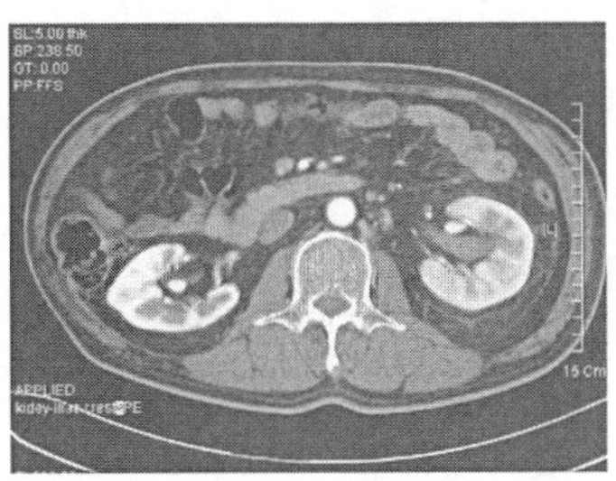 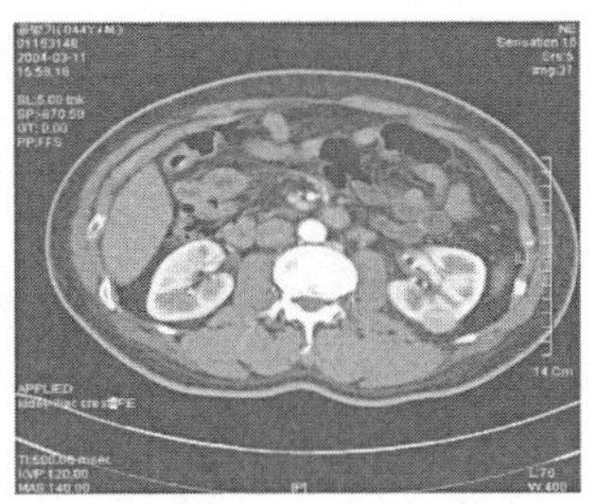 왼쪽

▶ 〔사진 3-10〕 전산화 단층촬영(CT) : 정상

▶ 〔사진 3-11〕 전산화 단층촬영(CT) : 왼쪽 신장에 혹이 있다.

조영제의 사용은 경정맥 요로 조영술과 마찬가지로 신장기능이 떨어져 있거나 부작용이 있는 경우는 이용하기가 어렵다.

또 신장 석회화나 결석이 의심되는 경우에는 조영제를 사용하지 않고도 검사할 수 있다.

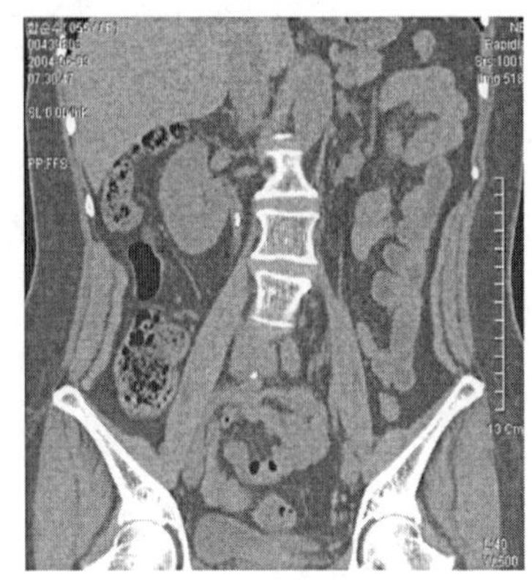

▶ 〔사진 3-12〕 자기공명영상 : 오른쪽 위쪽 요관에 요로 결석이 보인다.

## 자기공명영상(MRI)

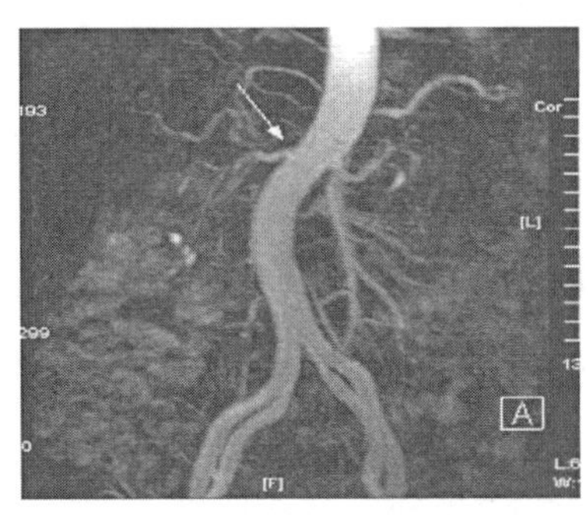

▶ 〔사진 3-13〕 혈관 자기공명영상

MRI, 즉 자기공명영상은 비용이 비싼 검사이기는 하지만 다른 검사와 달리 신장기능 부전이 있는 경우에도 조영제를 사용하여 검사를 할 수 있고, 방사선 피해가 없다는 장점이 있다. 〔사진 3-13〕은 신장으로 가는 동맥이 좁아진 신동맥 협착증이 의심되어 혈관을 촬영한 것으로 화살표가 가리키는 곳이 신동맥이 좁아져 있는 곳이다.

**혈관 조영술**

혈관 조영술은 사타구니의 대퇴동
맥이나 정맥을 통해 카테터를 삽입
하고 이를 통해 조영제를 주사함으
로써 신장동맥이나 정맥의 이상을
확인할 수 있는 방법이다. 신장동맥
이 좁아져 생긴 신혈관성 고혈압 등
에서는 풍선으로 좁아진 부분을 넓
히는 수술 치료도 함께 할 수 있다는
장점이 있다. 반면에 조영제를 사용

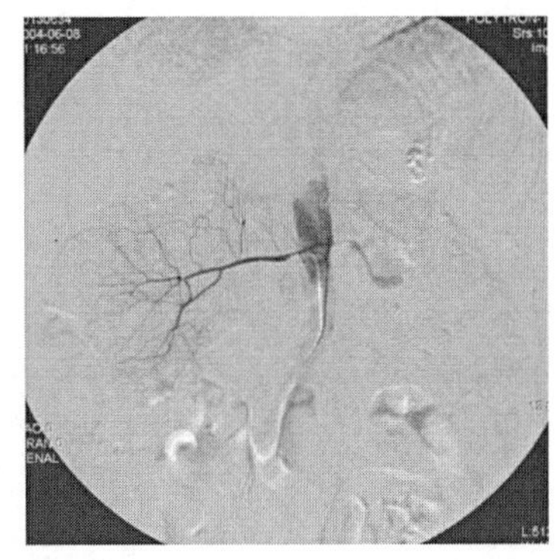

▶ 〔사진 3-14〕 혈관 조영술 : 신장동맥이 양쪽으로 보인다.

함으로써 신장이 더 나빠지거나 조영제로 인한 부작용도 있을 수 있고,
카테터 삽입 부위에 멍이 들거나 아프며, 염증이 발생할 수도 있다는 단
점이 있다. 검사 후 수 시간 동안은 절대 안정해야 한다.


## | 신장질환의 핵의학적 검사 |


핵의학 영상은 몸 안의 주요 반응에 관여하는 물질에 방사성 동위원소
를 붙여 환자에게 투여한 후 카메라로 그 분포를 촬영하여 기능을 측정
하는 방법이다. 신장으로 배설되는 방사성 물질을 혈관으로 주사하고 감
마 카메라로 촬영함으로써 왼쪽, 오른쪽 신장을 따로 따로 기능을 평가
할 수 있다. 신장이 부은 수신증이 있는 경우에는 이뇨제를 사용하기도
하고, 신혈관성 고혈압의 경우에는 안지오텐신 전환효소억제제라는 혈

압약을 투여하여 더 검사하기도 한다. 신장 겉층의 영상을 얻기 위해서는 99mTc-DMSA를 주로 이용하여 신장의 염증과 흉터 유무, 각종 모양의 이상을 알아낸다.

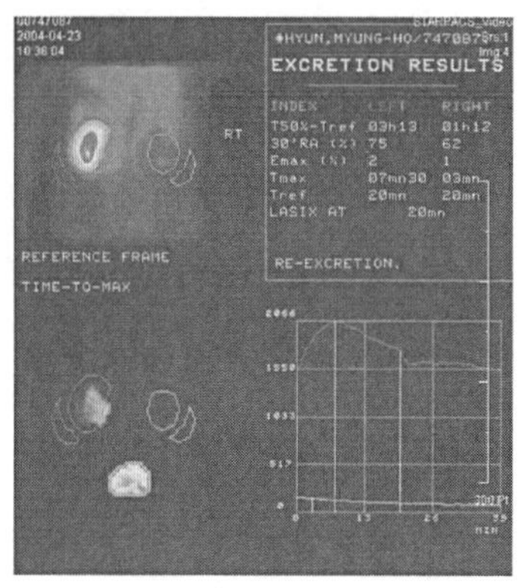

▶ 〔사진 3-15〕 99mTc – DTPA 신 스캔 : 동위원소를 이용한 신기능 검사방법이다.

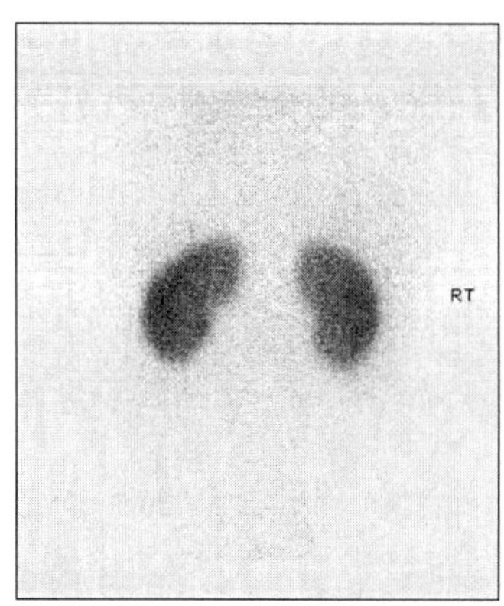

▶ 〔사진 3-16〕 99mTc-DMSA 스캔(정상)

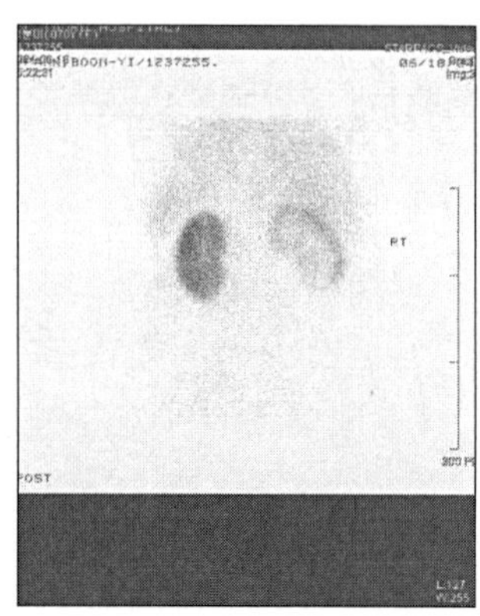

▶ 〔사진 3-17〕 99mTc-DMSA 스캔 : 오른쪽 신장에 흉터가 있다 – 신우염의 후유증.

## | 비뇨기과적인 검사방법 |

### 방광 내시경

방광요도경 검사는 요도를 통해 내시경을 방광에 넣어 방광 안을 직접 살펴보는 검사로 방광 이하, 하부 요로 병변의 진단, 특히 피오줌의 원인을 밝히는 데 효과가 있다. 또한 방광 위 부분, 상부 요로에 이상이 있을 때는 요관 카테터를 양측 요관구에 넣고 양측 신장에서 나오는 소변을 나

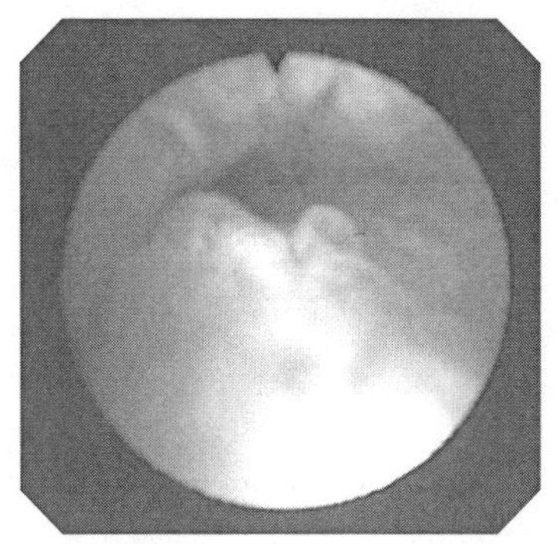

▶ [사진 3-18] 방광 내시경으로
본 방광의 모습

뉘서 받거나 역행성 신우 조영술을 할 때에도 이용한다.

검사방법은 누운 상태에서 바깥 성기 부분을 소독하고 내시경 기계를 넣어 요도 및 방광을 살펴본다.


### 요 역학 검사

소변을 지리거나 소변을 보고 나서도 시원치 않은 경우 또는 아예 소변이 방광에 넘치도록 차야 소변을 보게 될 때, 신경이 잘못되었는지 근육이 잘못되었는지 등의 배뇨기능 장애를 알아보기 위해서 요 역학 검사를 한다.

방광 이하 부분, 하부 요로를 검사하는 방법과 방광 위 부분, 상부 요로의 기능을 검사하는 방법이 있다.

전자에 속하는 방법으로는 방광의 기능을 검사하는 방광 내압 측정,

요도괄약근의 기능을 검사하는 요도 내압 측정 및 근전도 측정, 소변보는 행위를 기록하여 소변량과 소변보는데 걸리는 시간, 소변볼 때의 최고 속도와 평균 속도를 재어 보는 요속 측정 등이 있고 후자에 속하는 방법으로는 압력－요류 검사인 휘테이커 검사가 있다.

소변이 보기 힘든 배뇨곤란, 소변을 지리는 요실금, 방광의 감각에 이상이 있는 신경성 방광 등을 알아내고 치료하는 데 이용한다.

## | 신장 조직 검사(신생검) |

신장 조직 검사는 혈액 검사나 방사선학적 검사로 정확한 진단이 불가능한 경우에 신장병을 알아내는 데 꼭 필요한 검사이다. 또한 이러한 진단 목적 이외에도 치료방침을 정하거나 앞으로 어떻게 될 지를 가늠하는 데 매우 중요한 검사이다.

신증후군, 원인 불명의 급성 신부전증, 사구체성 혈뇨, 비신증후군성 단백뇨, 신장이식 후의 신장기능 이상 등 많은 경우에 원인을 구별하기 위해 신장 조직 검사를 실시한다. 낭창성 신염의 경우 신염의 단계에 따른 치료방침을 결정하기 위해서도 신장 조직 검사를 한다. 이때 신장 조직을 세 가지 현미경 ― 광학 현미경〔사진 3-19〕, 면역 현미경〔사진 3-20〕과 전자 현미경〔사진 3-21〕 ― 으로 보고 종합적으로 판단하게 된다.

경피적 신장 조직 검사는 엎드린 상태에서 초음파로 신장에서 가장 안전한 부위를 정하고 부분 마취하에 속이 빈 바늘을 찔러 바늘 속에 신장 조직이 끼어 나오게 하는 검사이다. 숨을 쉴 때마다 신장이 움직이기 때문에 조직 검사를 하는 순간에 조직 검사를 시행하는 의사의 지시에 따라 호흡을 참아야 하며 움직이지 않고 조직 검사에 협조를 해주는 것이 중요하다. 검사 후에는 바늘이 들어갔던 부분을 압박하여 혈액이 흘러나오지 않게 하고 24시간 동안 안정을 취하며, 검사 후 특별한 이상이 없어 퇴원하게 되더라도 혈액이 흘러나올 수 있으므로 1~2주간은 허리를 굽히는 일이나 무리한 운동을 피해야 한다.

조직 검사 후 피오줌을 눌 수 있고 신장 주위에 혈액이 고여 아플 수 있다.

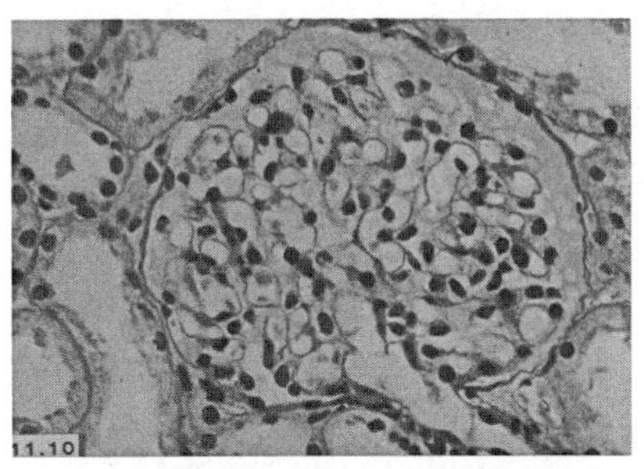

▷ 〔사진 3-19〕 광학 현미경으로 본 신장의 기본 단위인 사구체

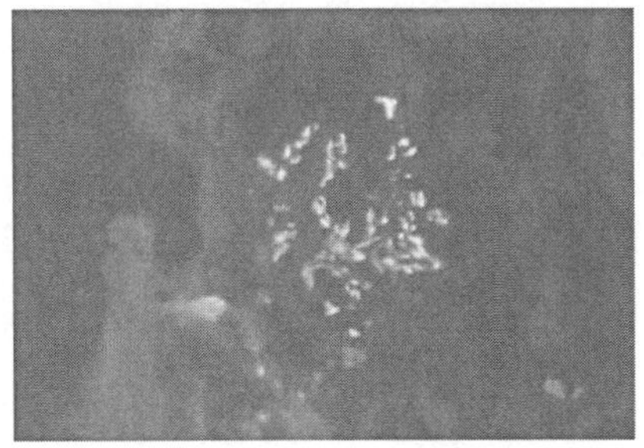

▷ 〔사진 3-20〕 면역 형광 현미경으로 본 사구체 : 사구체에 면역복합체가 침착되어 있다.

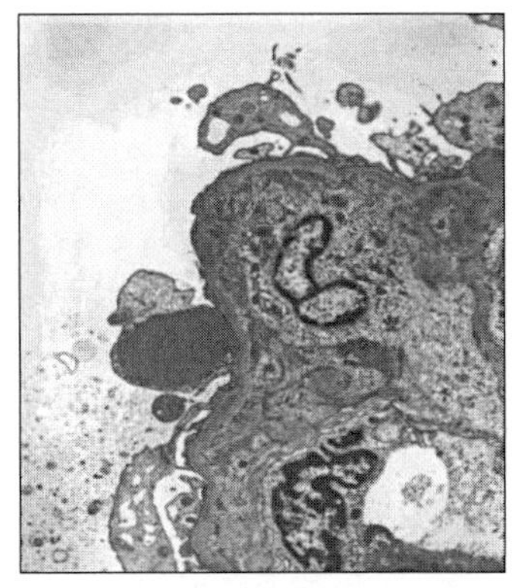

▷ 〔사진 3-21〕 전자 현미경으로 본 사구체 기저막 : 기저막을 통과하면 혈액이 초기 소변이 된다.

# CHAPTER 04

# 신장병을 ···
# 일으키는 병들

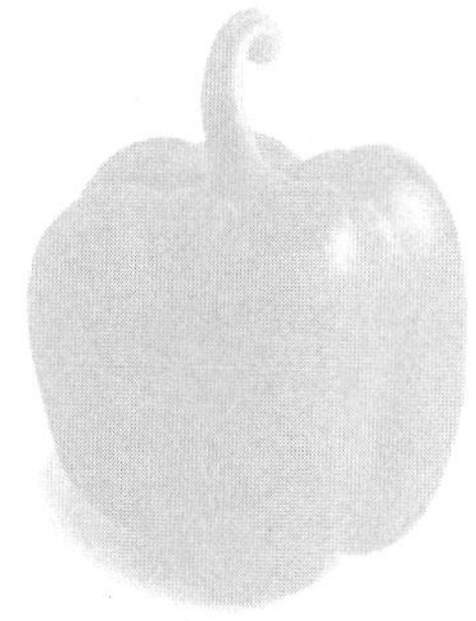

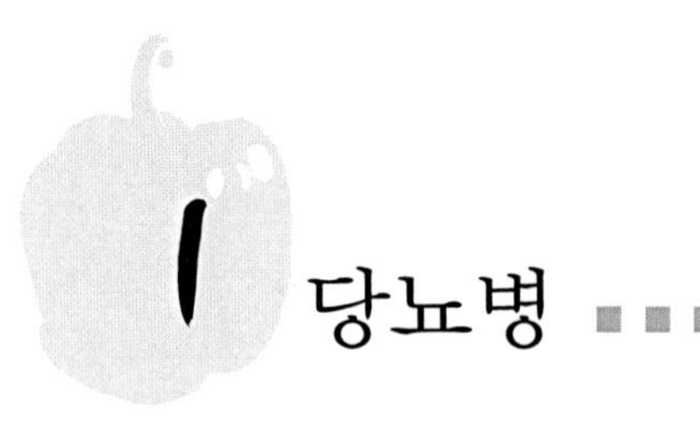

# 1 당뇨병 ...

## | 당뇨병이란? |

미국당뇨병학회에서는 식사를 굶었을 때 혈당이 126mg/dL 이상 혹은 식사 후 2시간이 지난 뒤 혈당이 200mg/dL 이상이면 당뇨병으로 정하였다. 현재 미국 성인의 7.8%가 당뇨병이며, 우리 나라도 서구화된 생활 습관으로 당뇨병 환자가 빠르게 증가하고 있다. 따라서 머지않아 '당뇨대란'이 일

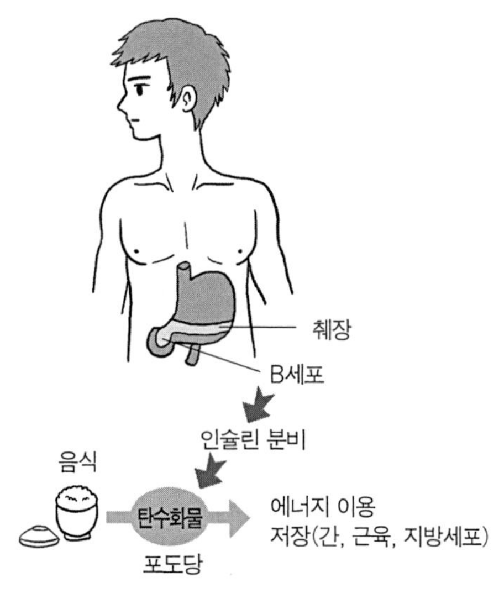


▶ 인슐린과 포도당

어날 것으로 우려된다. 최근 말기신부전의 가장 흔한 원인이 당뇨병으로 당뇨병 환자의 치료비와 사망률이 늘고 삶의 질이 낮아져 사회문제가 되고 있다.

## | 당뇨병이 생기면 어떻게 되나? |

당뇨병은 초기에는 아무런 이상이 없다. 어느 정도 병이 진행되어야 몸에 이상이 나타난다. 당뇨병이 생기면 삼다 현상으로 다음(물을 많이 마신다), 다뇨(소변을 자주 많이 본다), 다식(음식을 많이 먹는다) 증상이 생긴다. 또 포도당이 에너지원으로 원활하게 사용되지 않아 쉽게 피로하고 무기력해지며 전신권태 등을 느끼게 된다. 당뇨병 환자는 많이 먹어도 에너지가 부족해서 시간이 지나면 체내에 저장된 지방이나 단백질이 줄어들어 살이 빠지게 된다.

## | 왜 당뇨병에 걸리나? |

아직 정확한 원인은 잘 모른다. 인슐린 비의존성 당뇨병은 유전적 관련이 많다. 또한 잘못된 식습관으로 인한 식생활의 불균형이 중요한 원인으로도 생각되며, 운동부족이나 오염물질이 몸 속에 많이 쌓인 것도 원인으로 추측하고 있다.

## | 당뇨병이 일으키는 합병증은? |

당뇨병이 무서운 이유는 바로 합병증 때문이다. 최근 성인 중에서 시력을 잃게 되는 가장 흔한 질병의 원인이 '당뇨병성 망막증' 이고, 말기

신부전이 되어서 혈액을 걸러 주는 투석치료를 받게 되는 가장 많은 원인은 '당뇨병성 신증'이며, 다리를 잘라내는 원인이 '당뇨병 발'이다. 당뇨병으로 인한 합병증은 고통스러울 뿐만 아니라 치료도 쉽지가 않다.

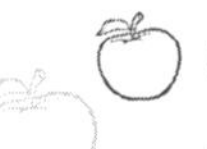

### 당뇨병의 만성 합병증

전혀 느끼지 못하는 사이에 수년에 걸쳐서 서서히 진행된다. 환자들이 뇌졸중(중풍) · 심장발작 · 신부전 등으로 나빠져야 증상이 생기고, 한 번 발생하면 다시는 회복되지 않는다. 당뇨병의 합병증은 머리에서 발끝까지 생기지 않는 곳이 없을 정도로 정말 무섭다.

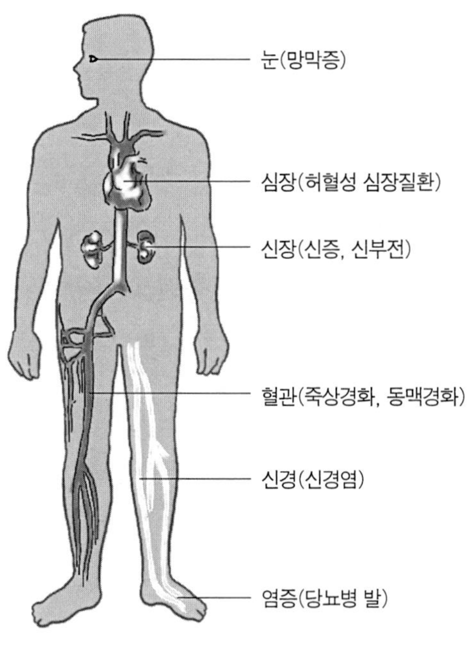


▶ 당뇨병의 만성 합병증

# | 당뇨병은 어떻게 치료하는가? |

당뇨병은 평생 잘 조절하고 다스려야 하는 병이므로 식사 요법, 운동 요법, 약물 치료를 잘 병행해야 한다. 또한 담배를 피우지 말아야 하며, 불필요한 약이나 약물의 복용을 조심해야 한다.

## 식사 요법

가급적 당분이 들어간 음식이나 기름진 음식은 피하고, 섬유소 · 비타민이 많은 음식을 섭취한다. 되도록이면 가공식품은 피하고, 자연식품을 섭취한다. 술은 하루 한 잔 이상은 마시지 않도록 하고, 음식을 짜게 먹지 않도록 하며, 신장이 나빠지면 소금과 살코기의 섭취를 줄인다.

## 운동 요법

재미있고, 쉽게 할 수 있는 운동을 선택한다. 유산소 운동인 산책 · 등산 · 배드민턴 · 수영 등을 주 3회 이상, 한 번에 30분 정도 하는 것이 적당하다. 무엇보다도 자기의 나이와 체력에 맞는 운동을 선택하도록 한다.

## 약물 요법

복용중인 약물의 이름, 양, 부작용들을 잘 알고 있어야 한다. 많은 환자들이 치료를 받다가 상태가 조금 호전되었다고 치료를 게을리 하거나, 중단하는 경우가 있다.

당뇨병은 평생 조절하고 치료해야 한다. 또한 합병증이 생기지 않도록 끊임없이 조절하고 치료하는 인내심과 의지력이 요구된다.

# 고혈압 ...

## | 고혈압이란? |

대부분의 고혈압 환자에게는 뚜렷한 증상이 없다. 일부 환자들에게서 두통·어지럼증·시력 장애 증상이 나타나지만 증상이 나타날 때는 뇌졸중·심장발작 등 중증으로 나타나기 때문에 고혈압을 '침묵의 살인자'라고 한다. 그래서 고혈압이 있는 사람은 다음 사항을 꼭 명심하여야 한다.

① 고혈압은 대부분 증상이 없으며, 합병증이 생겨야 비로소 여러 증상이 나타난다.

② 고혈압은 혈압 자체가 문제가 아니라 중요한 장기가 망가지고 합병증이 생기는 것이 문제이다.

③ 고혈압은 평생 조절해야 하는 병이지만 꾸준히 치료하면 합병증이 생기는 것을 막을 수 있다.


## | 고혈압의 원인에는 어떤 것이 있는가? |

최근 들어서는 유전학, 분자생물학이 발전하여 과거에는 몰랐던 원인들이 조금씩 밝혀지고 있지만 아직도 많은 경우가 원인을 알 수 없어 이를 1차성(원발성, 본태성) 고혈압이라고 한다.

1차성 고혈압은 전체 고혈압의 90% 정도를 차지하며 유전적 요인, 식생활습관, 스트레스와 조급한 성격 등이 관계가 있을 것으로 본다.

**2차성 고혈압의 주요 원인 ★☆**

| | 2차성 고혈압의 주요 원인 |
| --- | --- |
| 신장질환 | 신부전(renal failure), 신장염(nephritis)<br>신혈관성 고혈압(renovascular hypertension) |
| 내분비질환 | 부신(adrenal) : 쿠싱 병(Cushing's syndrome)<br>갑상선질환 : 갑상선기능저하증, 갑상선기능항진증<br>호르몬 섭취 : 피임제(에스트로겐), 스테로이드 |
| 혈관질환 | 대동맥축약(coarctation of aorta) |
| 임신 | 자간증, 임식중독증 |
| 신경질환 | 뇌압 상승 등 |

## | 고혈압을 진단하는 방법은? |

고혈압은 3단계로 나누어 분류한다.

① 전고혈압 : 수축기 혈압이 120~139mmHg이거나 이완기 혈압이 80~89mmHg일 때

② 제1기 고혈압 : 수축기 혈압이 140~159mmHg이거나 이완기 혈압이 90~99mmHg일 때

③ 제2기 고혈압 : 수축기 혈압이 160mmHg 이상이거나 이완기 혈압
이 100mmHg 이상

최근의 자료에 따르면 전고혈압 환자도 정상 혈압인 사람에 비하여 고
혈압 합병증이 나타난다고 하므로 전고혈압 환자도 생활습관을 조절하는
등 관리가 필요하다.


# | 고혈압이 생기면 어떤 증상이 올까? |


고혈압이 무서운 이유는 합병증 때문이다. 그런데 고혈압으로 인한 합
병증은 별 증상이 없이 올 수 있다는 점에 주의해야 한다. 심장, 신장, 뇌
혈관, 눈 등이 고혈압의 표적장기이며 합병증이 발생한다.


### 심장질환

고혈압은 심장에 있는 관상동맥에 손상을 주어 혈관이 좁아지는 죽상
경화나 혈관이 탄력을 잃는 동맥경화를 일으킨다. 이렇게 되면 관상동맥
이 좁아지거나 막혀 협심증과 심장 근육이 죽는 심근경색이 일어난다.

또한 고혈압은 심장 근육에 무리한 부담을 주게 되어 근육이 두꺼워지
는 좌심실 비대를 일으키기도 하고, 심장이 탄력성을 잃고 심장의 용적
이 줄어들어 숨이 차며 몸이 붓는 울혈성 심부전의 원인이 되기도 한다.


### 뇌졸중

혈관이 혈압을 이겨내지 못하고 터져서 뇌출혈이 생기거나, 혈관이 좁

아져서 막히는 뇌경색증이 생긴다. 뇌졸중은 혈압을 적절하게 치료함으로써 과거에 비하여 발생 빈도가 많이 줄었으나 아직도 중요한 합병증이다.

### 신부전

신장은 혈압을 조절할 뿐만 아니라 고혈압의 피해를 받기도 하는 장기이다. 신장의 크기는 주먹만 하지만 심장에서 나오는 혈액의 약 20%를 받는다. 구조가 혈관으로 뭉쳐 있기 때문에 고혈압에 약하다는 문제가 있다.

**고혈압으로 인한 합병증**

_ 뇌혈관 장애 : 뇌경색, 뇌출혈, 일과성 뇌혈혈발작
_ 신 장 질 환 : 당뇨병성 신병증, 신부전(혈청 Cr > 2.0mg/dL)
_ 심 장 질 환 : 심근경색, 협심증, 울혈성 심부전
_ 혈 관 병 : 박리성 대동벽류, 증상 있는 동맥질환
_ 망 막 증 : 출혈, 삼출, 유두부종

# | 고혈압의 치료는 어떻게 할까? |

고혈압은 완치되지 않고, 다만 조절될 뿐이다. 그래서 고혈압은 평생 치료해야 한다.

고혈압 치료에는 크게 생활습관 조절과 약물 치료가 있다.

### 생활습관 조절

살이 쪘다면 일단 체중을 줄여야 한다. 또한 짜고, 기름진 음식의 섭취

를 피하고 된장찌개, 김치찌개 등 탕 종류의 국물을 적게 먹도록 노력한다. 그리고 김치, 깍두기, 젓갈류 등의 음식 섭취도 줄인다.

또 운동을 꾸준히 해야 한다. 우리 몸 전체의 근육과 관절을 상당 기간 동안 율동적으로 반복하여 움직이는 유산소 운동(걷기, 자전거, 수영 등)은 좋지만, 순간적으로 힘을 쓰는 운동은 나쁘다. 그 밖에 술을 줄이고(하루 1~2잔), 금연은 필수이다.


### 약물 치료

최근에 좋은 약들이 많아 나와 있다. 안지오텐신 전환효소억제제, 안지오텐신 수용체 길항제, 칼슘 길항제, 이뇨제, 베타 차단제 등 많은 약이 있다. 그러나 같은 약이라도 사람에 따라서 효과가 다르고, 합병증이 어느 정도 있는지에 따라서도 약이 달라질 수 있다. 또한 약을 오래 먹어야 하므로 부작용이 없고, 먹기 편한 약을 선택하는 것이 좋다.

# 3 신장염(사구체 신염)

## | 신장염이란? |

신장염이란 신장의 신원(네프론)에서 염증 반응이 일어나는 여러 가지의 병들을 묶어서 부르는 말이다. 대부분 신원의 처음 부분, 즉 혈액을 걸러 주는 부위인 사구체의 병이라고 해서 사구체 신염이라고도 한다. 흔히들 "신장염은 좌우 신장 어디에 생기느냐?"고 많이 물어보는데, 신장염은 양쪽 신장에서 모든 사구체에 다 생긴다.

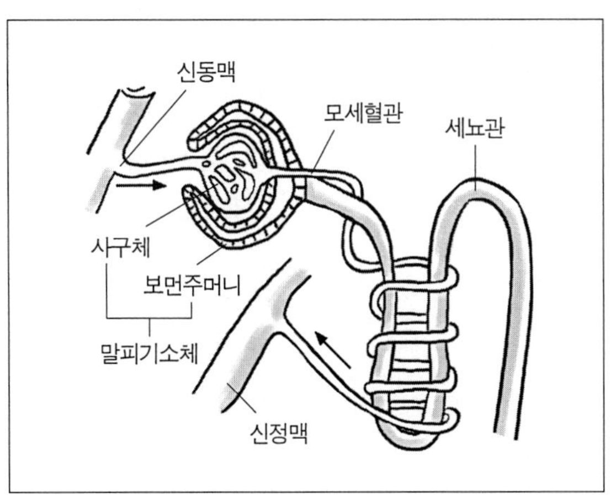


▶ 신원(네프론)과 사구체 : 네프론은 사구체와 세뇨관을 합한 것이다.

# | 신장염의 원인에는 어떤 것이 있는가? |

1차적 신장염은 아직까지 원인을 잘 모른다. 다만 유전적 요인이나 면역체계의 이상으로 생길 것으로 추측된다.

2차적 신장염은 당뇨병, 전신성 홍반성 낭창, 유전분증 그리고 약물 등과 같이 다른 곳에도 병이 생기며 신장도 같이 손상되는 경우이다.

# | 신장염에 걸리면? |

소변에 혈액이나 단백질이 나오고 혈액 속에 질소가 많아지며 소변량이 줄거나, 부종 또는 고혈압이 생긴다. 그러나 이러한 증상이 모두에게 나타나는 것이 아니므로 증상이나 병의 상태에 따라 세 가지로 구분한다.

### 급성 신장염

갑작스럽게 소변에 혈액이 섞여 나오고 소변량이 줄어든다. 몸이 붓거나 혈액 속에 질소가 많이 녹아 있으며, 고혈압이 생기는데 증상이 심하다.

### 신증후군

하루에 소변으로 3.5g 이상의 단백질(알부민)이 빠져 나오므로 혈중 알부민이 모자라며, 혈액 속에 지방질이 많아지고, 몸이 붓는다. 초기에 소변에 거품이 많이 나와 소변 검사로 병이 생긴 것을 알게 되지만 대부분은 몸이 많이 부은 후에야 알게 된다.

## 무증상 요이상군

별다른 이상 없이 현미경에서만 혈액이 보이거나, 신증후군보다는 적은 양의 단백질이 나오는 경우이다. 급성 신장염이나 신증후군 환자는 스스로 신장내과를 찾아오지만 무증상 요이상군은 우연히 소변 검사를 하다가 혈액이 나오거나 단백질이 나와 병원에 오는 경우가 많다. 이러한 병은 천천히 진행하고 증상이 없으므로 환자가 증상을 느낄 때는 이미 신장이 제 기능을 잃어버린 말기신부전인 경우도 있으니 주의가 필요하다.

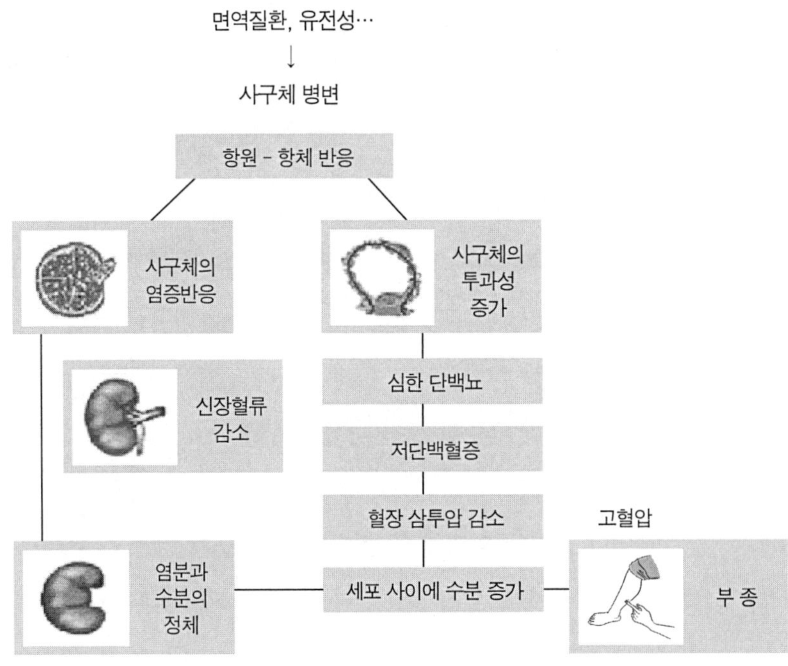


▶ 신장염(사구체 신염)의 발병

## | 신장염은 어떻게 알 수 있나? |

먼저 혈액 검사 · 소변 검사 등을 하고, 이 결과에 따라서 '1차적 원인인가, 2차적 원인인가?' 가 판단된다. 신장염의 종류를 확인하거나, 어디까지 병이 진행되었는지, 앞으로는 어떻게 될지, 또 치료는 어떻게 할지 계획을 세우기 위하여 신장 조직 검사를 하게 된다.

신장 조직 검사는 부분 마취를 한 후 초음파로 신장의 위치를 보면서 가는 바늘로 신장 조직을 얻는 검사이다. 우리 몸에는 2개의 신장이 있으며, 각각 약 100만 개의 사구체로 구성되어 있다. 신장 조직 검사에서 약 10~20개 정도의 사구체를 얻어 현미경으로 관찰하여 진단을 내린다.

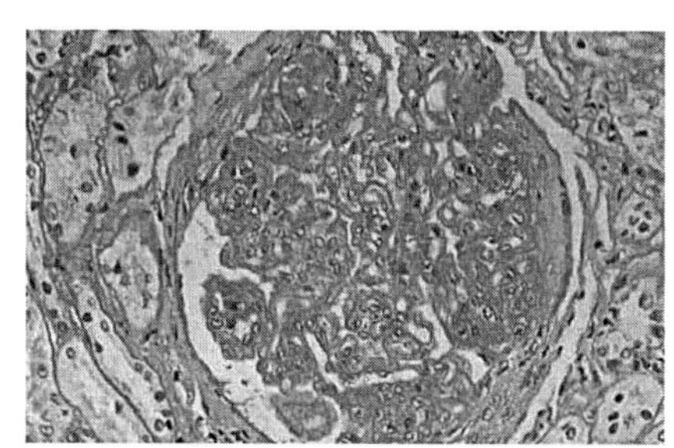

▷ 〔사진 4-1〕 사구체 신염 : 사구체 세포의 이상 증식이 많다.

## | 앞으로 어떻게 될까? |

신장염은 종류에 따라서 증상이 다르다. 또한 같은 신장염으로 진단 받았어도 사람마다 진행 정도가 다르다. 이러한 점 때문에 신장염은 개인에 따른 결과가 다를 수 있다.

대개는 수년에 걸쳐서 서서히 진행되고, 마지막으로는 말기신부전이 될 수 있다. 사구체신염으로 진단 받으면 자주 혈압을 측정하고, 6개월 내지 1년에 1번 이상은 혈액 검사, 소변 검사를 한다.

우리 나라뿐만 아니라, 어른에게서 세계적으로 가장 흔한 신장염이 IgA 신증이다. IgA 신증의 원인은 아직 잘 모르지만, 약 20~30%의 환자가 20년 후에 말기신부전이 된다. 나머지 70~80%에서는 소변에서 혈액이 나오고 단백질이 나오지만 살아가는 데 큰 지장은 없다.

고혈압이 있거나, 소변에서 단백질이 많이 나오며, 신장 조직 검사에서 염증 정도가 심하면, 신장염 증세가 더욱 더 나빠질 가능성이 많으므로 정기적으로 검사하고 보다 적극적으로 치료하도록 한다.


## | 신장염은 어떻게 치료할까? |

신장염의 종류나 심한 정도에 따라 다르며, 같은 신장염이라도 환자의 나이와 합병증이 있느냐 없느냐에 따라 치료방법이 다르다. 음식은 싱겁게 먹고 기름진 음식을 피하며, 동물성 단백질은 적게 먹도록 한다.

중요한 것은 혈압 조절이다. 혈압이 조금이라도 오르면 적극적으로 치료하여 혈압을 120/80mmHg로 유지한다. 혈압 약으로는 신장 보호 효과가 있는 안지오텐신 전환효소억제제나 안지오텐신 수용체 길항제가 좋다.

대표적인 IgA 신증의 치료도 다양한 증상을 보이므로 그 상태에 맞추어 치료방법이 달라진다. 우선적으로 식이 요법, 정기적인 추적 검사는 누구나 해야 한다. 그리고 소변으로 나오는 단백질의 양, 혈압 상태에 따라 안지오텐신 전환효소억제제로 치료한다.

갑자기 병이 악화되거나 단백뇨가 많이 나올 때는 스테로이드와 세포독성 면역억제제를 사용한다. 그러나 이러한 약들은 부작용이 많기 때문에 조심하여 복용한다.

# 4 유전병 ...

신장병 환자들은 그 병이 유전되는지 궁금해한다. 만성병이 후손들에까지 유전된다면 여간 걱정스러운 일이 아니므로 관심이 높은 것이다.

## | 유전성 사구체질환이란? |

유전을 하는 사구체질환들이란 신장의 사구체를 주로 침범하는 질환들 중에서 유전의 빈도가 높은 질환들을 말한다.

### 알포트증후군

알포트증후군은 가장 흔한 유전성 사구체질환이다. 성염색체 우성 유전형태가 전체 유전 양식의 80%를 차지하고 상염색체 우성 유전인 경우가 15~20%, 그리고 5% 미만에서 상염색체 열성으로 유전이 된다.

증상으로 소변 검사에서 현미경 혈뇨가 나타나고, 나이가 증가함에 따라 단백뇨와 고혈압이 나타난다. 여자의 경우 성염색체 우성 유전에 의해 발생하는 알포트증후군은 가벼운 형태로 나타나지만 그 밖의 환자들은 대부분 15~30세 사이에 만성 신부전으로 진행한다.

또한 이 병은 귀와 눈의 이상을 가져와 25~80% 정도에서 청각장애가 나타나는데, 양쪽 귀의 감각신경 손상에 의한 청각장애이다. 눈의 이상은 15~40%에서 나타난다. 수정체와 망막에 병을 일으키며, 특징적으로 전방 수정체가 원추모양으로 변하게 되면 시력을 잃게 된다.

진단은 혈뇨나 단백뇨가 있으면서 시력이나 청각장애가 있는 경우에 가족력을 조사한 후 최종적으로 신장의 조직 검사를 하면 가능하다.

불행하게도 알포트증후군을 치료하는 특별한 방법은 없다. 단지 신부전으로 진행하는 것을 늦추기 위해 고혈압을 조절하거나 단백질의 섭취 제한과 같은 일반적인 치료가 필요하다. 앞으로 분자 유전학이 발달하여 병을 일으키는 유전자를 제거하고 정상 유전자를 주입하는 유전자 치료가 가능해지면 완치도 가능할 것으로 생각한다.


### 선천성 신증후군

선천성 신증후군은 출생부터 생후 3개월 이내에 몸이 부으면서 나타난다. 단백뇨와 부종이 있으나 1세 이후에 발생하는 소아의 원발성 신증후군과는 양상이 다르다.

가장 흔하고 대표적인 형태의 선천성 신증후군은 피니시(finnish)형으로써 이는 상염색체 열성으로 유전된다. 태어날 때 거대 태반을 가지는 미숙아나 저체중아에서 생후 3개월 이내에 신증후군의 증상이 나타난다. 영양장애, 성장장애 등이 동반되어 대부분의 아기가 2세까지도 앉거나 걷지 못하면서 언어소통이 되지 않는다.

면역력이 감소하여 심한 감염이 자주 생겨 치료를 하지 않는 경우 4세 이전에 대부분 사망하게 된다. 치료를 하더라도 만성 신부전으로 진행하

기 때문에 양측 신장을 제거하고 신장이식을 하는 것이 유일한 치료방법
이다.


## | 유전성 낭성 질환이란? |

건강검진으로 시행한 복부초음파 검사에서 신장에 낭종이나 물혹이
있다는 얘기를 듣고 찾아오는 환자들을 흔히 볼 수 있다. 이러한 낭종들
은 대개가 후천적으로 생기지만 유전적으로 생기기도 한다. 대표적인 유
전성 낭성 질환에 대해서 살펴보기로 한다.

### 다낭성 신장질환

다낭성 신장질환은 신장을 침범하여 낭종을 형성하는 유전성 질환 중
에서 가장 흔하다. 이 질환은 부모에서 자식으로 유전이 되는 형태에 따
라 병이 나타나는 시기나 증상, 병의 경과가 달라진다. 다낭성 신장질환
은 상염색체성 우성 다낭성 신장질환과 상염색체 열성 다낭성 신장질환
으로 구분하게 된다.


① 상염색체 우성 다낭성 신장질환

신생아 200~1000명 중 1명에서 나타나는 정도로 가장 흔한 낭성 신
장질환이다. 낭종은 대부분 성인이 된 이후에 나타나며, 발병 연령은 약
40세이다. 상염색체 우성 유전으로 가족 중에 약 60%가 같은 질환을 가
진다. 그러나 10% 미만은 가족력 없이도 발병한다. 유전성 질환에서 많

은 혼동을 주는 부분이 돌연변이에 의한 경우인데, 가족 중에 이러한 질환을 가진 사람이 없더라도 나타날 수 있다.

증상은 20~30세에 시작된다. 복통이나 옆구리 동통이 흔히 나타나며, 요농축 기능이 감소하여 다뇨, 다음, 야뇨증이 나타나기도 한다. 이 질환은 신장 이외에 간, 췌장, 비장 등에서도 낭종을 형성하기 때문에 복부초음파 검사를 통하여 간이나 췌장, 비장 등에 병이 없는지를 확인해야 한다. 가장 위험한 동반질환은 뇌동맥류이다. 뇌동맥류는 뇌출혈을 일으키기 때문에 미리 검사하여 예방을 하는 것이 중요하다.


② 상염색체 열성 다낭성 신장질환

6000~40,000명에 1명 정도로 나타나고 부모 모두가 이 병에 대한 유전자를 가진 경우에 자식들 중 25%에서 발생한다. 증상은 연령에 따라 큰 차이가 있는데, 신생아기에 증상이 나타난 경우에는 신장병이 심하고 영아 후기나 소아기에 증상이 나타난 경우에는 간섬유화 등과 같은 간질환에 의한 증상이 더 심하다. 상염색체 우성 다낭성 신장질환과는 달리 신장 이외의 다른 장기에는 낭종이나 다른 기형을 동반하지 않는다.

이 병 역시 별다른 치료방법이 없고 나타나는 증상이나 합병증에 대한 치료를 한다.

# 5 암 ...

## | 신장에서 생기는 암에는 어떤 것이 있는가? |

### 신세포암

신세포암은 성인에서 발생하는 전체 암 중에서는 약 3% 정도를 차지하지만 신장에서 발생하는 악성종양 중에서는 90~95%를 차지한다. 40~50대에 주로 발생하고 여자보다 남자에서 약 2배 정도 더 많다. 대부분의 신세포암은 유전되지 않는 것으로 알려져 있지만 약 4% 정도는 가족 중에서 발생한다.

소변 색깔이 콜라색으로 나오거나 소변에 선홍색의 혈액이 섞여 있는 경우나 육안으로는 소변 색깔의 변화는 없지만 현미경적 혈뇨를 보이는 경우가 있다. 그 외에 옆구리나 복부에서 만져지는 덩어리가 있으면서 통증이 있거나, 암의 간접적인 영향으로 혈액 속에 적혈구 수가 많아지는 적혈구 증다증이나 혈액 중 칼슘이온이 증가하는 고칼슘혈증과 고혈압 등이 발생한다.

복부초음파 검사나 컴퓨터 단층촬영으로 진단이 가능하지만, 대부분 증상이 없기 때문에 조기 진단은 어렵다. 신장에 국한되어 있고 크기가 작은 신세포암은 수술로 완치가 가능하지만 폐나 간, 뼈 등과 같이 다른

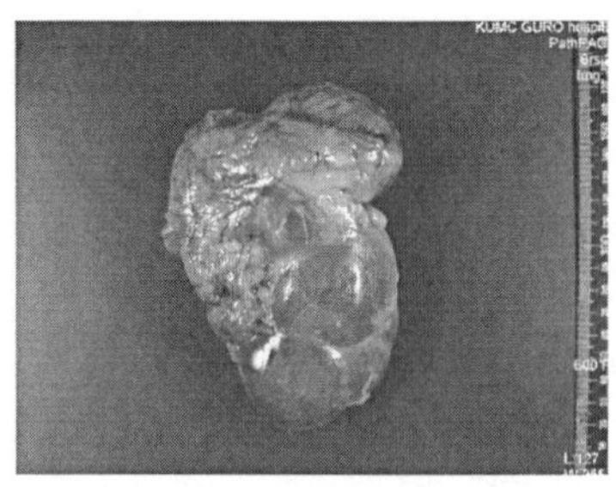

[사진 4-2] 신장암의 모습

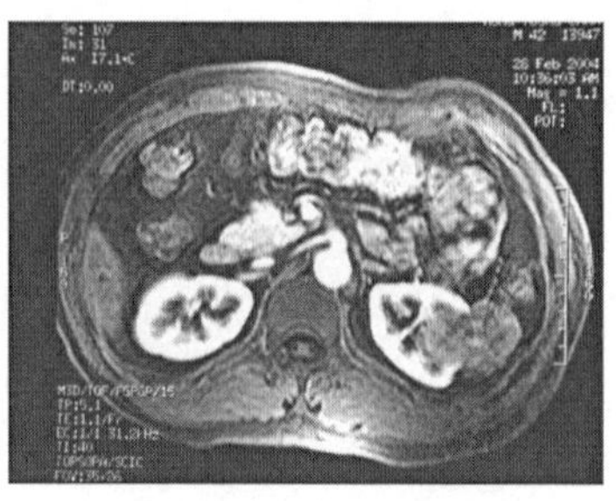

[사진 4-3] 복부 MRI 사진 : 왼쪽 신장에 암이 삐져 나온 것이 보인다.

장기로 전이한 경우에는 수술이 불가능하므로 예후가 나쁘다.

### 윌름즈 종양

소아에서 발생하는 암으로 1~5세 사이에 우연히 복부에서 덩어리가 만져져서 진단된다. 소아 비뇨기계통에서 발생하는 악성종양 중 가장 흔하며 소아의 모든 고형 종양의 8%를 차지한다. 한쪽 신장에 국한되어 있는 경우에는 수술로 종양을 제거하여 완치가 가능하지만, 신장 주위의 임파선을 침범하거나 양쪽 신장을 침범한 경우에는 항암 치료를 받아야 한다.

### 신우 요관암

신장에서 만들어진 소변이 흘러가는 길인 신우에서부터 요관을 거쳐 방광의 입구에 이르는 부위를 덮고 있는 상피점막은 모두 이행상피세포로 이루어져 있기 때문에 이 세포에서 발생하는 암들은 발생부위와 관계없이 동일한 암으로 생각한다. 즉 신장의 신우에서 생기면 신우암, 요관에서 생기면 요관암, 방광에서 생기면 방광암이라고 부르지만 조직 검사를 통해서 살펴보면 모두 같은 상피점막에서 유래한 같은 종류의 암이기 때문에 통칭하여 이행상피세포암이라고도 부른다. 따라서 신우나 요관에서 이행상피세포암이 발생한 환자는 약 15~50%에서 방광 내에도 이행상피세포암이 발생한다. 그러므로 어느 한곳에 이행상피세포암이 발생한 환자는 이행상피세포의 점막으로 덮여 있는 모든 장기에 대하여 자세한 검사를 실시해야 한다.

경정맥 신우 조영술을 통해 신우에서 발생한 덩어리를 확인할 수 있으며, 복부초음파 검사나 컴퓨터 단층촬영에서 이행상피세포암에 대한 자세한 진단을 얻을 수 있다. 이행상피세포암은 특징적으로 여러 부위에서 발생할 수 있기 때문에 신장뿐만 아니라 요관 및 요관과 연결된 방광의 점막까지 모두 제거하는 수술이 가장 좋은 치료방법이다. 그러나 신장이 1개인 경우나 양쪽에서 발생한 암인 경우에는 상황을 고려하여 수술방법을 결정해야 한다.

## 방광암

혈뇨가 가장 흔한 증상이다. 혈뇨는 육안적 혈뇨로부터 소변 검사에서 우연히 발견되는 현미경적 혈뇨까지 다양하게 나타난다. 급뇨, 배뇨통 및 빈뇨와 같이 방광을 자극하여 나타나는 증상은 주로 염증성 질환에서 나타나지만 종양이 있는 경우에도 나타날 수 있다.

진단은 주로 방광경이나 복부초음파 검사로 하고 요로 조영술이나 컴퓨터 단층촬영으로도 알 수가 있다.

방광암의 치료는 암의 침범 정도에 따라서 달라진다. 방광 점막에 국한된 암인 경우에는 방광으로 내시경을 넣어서 방광암을 절제한다. 이 경우 암의 재발이나 진행의 가능성이 있다고 생각되면 방광 내에 항암제를 주입하거나 BCG라고 하는 약제를 주입하는 면역 요법을 시행한다. 방광에 국한되어 있지만 암이 방광의 근육층까지 침범한 경우에는 방광을 들어내는 방광 적출술을 한다. 방광암이 방광 이외의 장기까지 침범한 경우에는 전신적인 항암 치료가 필요하다.

### 전립선암

전립선이란 남성의 방광 아래에 요도와 연결된 부위에 존재하며 밤알을 뒤집어 놓은 모양을 하고 있다. 전립선은 출생 직후에는 발견하기 힘들 정도로 작지만, 사춘기가 되면서 남성호르몬의 작용에 의하여 조금씩 커지게 된다. 전립선은 정액의 일부를 만들고 정자에 영양을 공급하며 정자의 움직임을 도와 주고 요로 감염을 막아 주지만 나이가 들면서 기능이 퇴화한다.

전립선암은 초기 암일 경우에는 증상이 없으나 진행되면 배뇨곤란, 빈뇨, 혈뇨, 배뇨시 통증 등이 나타날 수 있다. 진단은 손가락을 직장에 넣어 전립선 부위를 직접 만져보는 검사와 혈청 전립선 특이항원 검사, 직장을 통하여 초음파기계를 삽입한 후 전립선의 상태를 초음파 영상으로 파악하는 초음파 검사 등이 있다[사진 4-4]. 만약 전립선암이 의심되면 전립선 조직 생검을 실시하여 확진하게 된다. 전립선암은 진행을 예측하기 어렵기 때문에 환자의 나이, 다른 동반된 질환 및 암의 진행 정도에 따라 치료방법을 선택해야 한다.

암이 전립선 내에 국한되어 있는 경우라면 환자가 10년 이상 살 수 있

을 것으로 기대되기 때문에 전립
선을 모두 제거해야 한다. 국소
전립선암이지만 수술을 받기 어
려운 상태라면 방사선 치료를 할
수 있다. 전립선 밖으로 퍼져 인
접장기(정낭, 방광 또는 직장)까지
침범한 경우에는 수술, 방사선 치
료와 함께 호르몬 치료를 같이 한
다. 뼈 등과 같이 온몸으로 암이
퍼진 경우라면 호르몬 치료가 좋

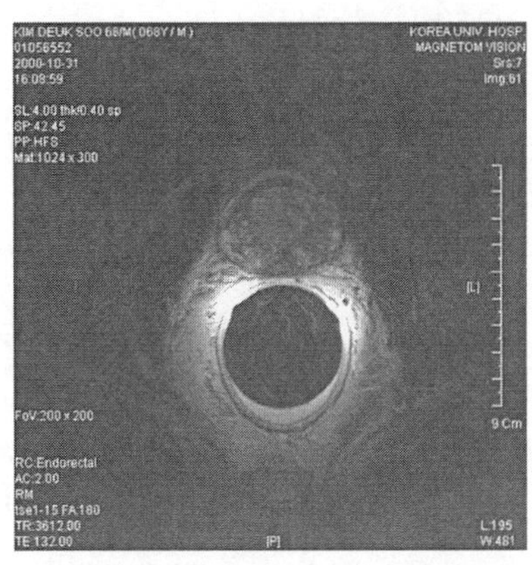

〔사진 4-4〕직장초음파 검사 : 전립선암 –
직장을 통해 초음파 검사를 실시하면 전
립선암을 발견할 수 있다.

은 치료방법이다. 그러나 호르몬 치료는 암을 완치시키는 것이 아니라
암의 진행을 늦춤으로써 수명을 연장시키는 것이 목적이라는 사실을 기
억해야 한다.

# 6 감 염

## | 급성 요로 감염이란? |

급성 요로 감염의 발생률은 아동기 소녀의 경우 1~3% 정도이나 청년기에 성적 접촉이 증가하면서 발생 빈도가 급격히 증가한다. 급성 증상이 있는 감염의 대부분은 젊은 여성에서 생기고, 남성은 유아 및 50세 이상에서 높은 빈도로 나타난다. 급성 요로 감염을 잘 일으키는 원인균은 대장균이 가장 많다. 이러한 균들이 요도 입구를 통해서 인체 내로 들어가면 방광에서 방광염을 일으키고, 심한 경우에는 병원균들이 방광에서 요관을 통해 신장으로 올라가서 급성 신우신염을 일으키게 된다.

### 요로 감염에 영향을 미치는 요인들

① 성별과 성생활

요도는 외부로부터의 세균 침입을 방지하는 역할을 맡고 있다. 그러나 여성의 요도는 항문에서 가깝고 길이가 짧으며 음순 아래에서 끝나기 때문에 대장균과 같은 장 내 세균의 침입에 쉽게 노출되어 있다. 또한 성관계 동안에 일어나는 요도의 마찰은 세균이 방광 내로 들어가기 쉽게 하여 젊은 여성의 요로 감염에 중요한 인자가 된다. 뿐만 아니라 피임약이나 살정제의 사용은 질 입구에서 정상적으로 살고 있는 무해한 세균들을 없어지게 하여 대장균과 같은 병원균이 질 내에 사는 것을 촉진시켜 요로 감염의 위험을 증가시킨다.

반면에 남성은 요도의 구조상 여성보다 세균 침입이 어려울 뿐만 아니라 전립선에서 분비되는 전립선액에 살균작용이 있어서 요로 감염의 빈도가 여성보다 낮다. 남자는 나이가 들면서 생기는 전립선 비대에 의한 전립선염과 요도 폐쇄가 요로 감염의 중요한 원인 요소가 된다.


② 임 신

요로 감염은 임산부의 2~8%에서 발견되고 특히 증상이 있는 감염은 임신기간중에 더욱 흔하다. 임신기간 동안 상부 요로 감염이 흔한 이유는 신장에서 모인 소변이 방광으로 이동하는 길인 요관의 긴장상태가 느슨해지고 요관의 연동운동이 감소하여 방광의 세균이 신장으로 올라가기 쉽기 때문이다.

임신중 요로 감염이 발병하면 미숙아를 분만할 가능성이 높아지고 신생아 사망률이 증가하므로 임신을 계획할 때에는 반드시 임신 전에 방광염의 유무를 확인해야 한다.


③ 임상적 증상

요도염, 방광염과 급성 신우신염의 임상증상은 서로 비슷하여 임상증상만으로는 구별이 어렵다.

요도염과 방광염은 배뇨곤란 및 배뇨통, 빈뇨, 소변을 잘 참지 못하는 요의 절박증상과 치골상부의 통증이 있으며 대장균 등에 의한 요도염의 경우에는 육안적 혈뇨를 보이기도 한다.

급성 신우신염은 고열, 오한, 옆구리 통증 등의 전신증상과 함께 욕지기, 구토 등이 나타난다. 또한 환자의 옆구리나 등쪽을 손으로 가볍게 두드리면 통증을 호소한다. 이것은 신장까지 병원균이 도달하여 염증이 진행중이라는 뜻이므로 즉각적인 항생제 치료가 필요하다.


④ 진 단

급성 요로 감염의 진단은 소변 검사만으로도 할 수 있다. 소변 검사를 통해서 염증세포가 있는 농뇨를 확인하고 세균뇨를 관찰함으로써 진단이 가능하다.

소변에서 세균의 수와 종류를 알아보는 것은 진단에 매우 중요하다. 증상이 있는 요로 감염의 경우에는 소변에서 많은 수의 병원균이 발견된다.

따라서 정확한 검사를 위하여 아침 첫 소변을 이용하며, 소변을 모으기 전에 요도의 입구를 물과 비누로 씻고 깨끗한 종이 타월로 말린 후 소변의 중간 부위를 모으는 것이 좋다.


⑤ 치료 및 예방

치료 후에 방광염이 재발되는 경우는 재발보다는 재감염인 경우가 많다. 급성 신우신염은 방광염보다 재발이 더 많다.

자주 재발한다면 신장결석이나 다른 요로기형이 있는지 살펴보고 병원균에 대한 지속적인 치료로써 병원균을 완전히 제거하는 것이 중요하다.

# | 전립선염이란? |

## 급성 세균성 전립선염

급성 세균성 전립선염은 고열, 오한, 회음부 통증, 배뇨곤란 등의 방광 하부 폐쇄증상을 보이고 근육통 등의 전신증상도 나타난다.

그리고 전립선 진찰을 해보면 단단하거나 물렁거리고 만지면 통증이 심하다. 진단을 위해서 첫 소변과 중간 소변을 검사하고 전립선 마사지 후에 다시 소변 검사를 한다. 전립선 분비물을 검사해도 진단이 가능하다.

원인은 대장균과 같은 그람음성간균이다.

항생제는 염증이 없는 전립선은 쉽게 통과할 수 없지만, 급성 염증이 있는 전립선은 쉽게 통과하기 때문에 항생제에 대한 반응은 좋은 편이다.

## 만성 세균성 전립선염

만성 세균성 전립선염은 드문 질환이지만 반복되는 세균뇨가 있는 중년 이후의 남자에서는 반드시 고려해야 한다.

대개 증상은 없으며 전립선은 정상적으로 만져진다. 폐쇄증상이나 회음부 통증은 일부 환자에게만 있다. 가끔 감염이 방광으로 퍼지면 빈뇨, 배뇨곤란, 요의절박이 나타난다.

진단은 첫 소변이나 중간 소변에서 배양된 병원균 수보다 전립선 분비물이나 전립선 마사지 후의 소변에서 더 많은 병원균이 배양될 때 내릴 수 있다. 항생제로 급격히 악화된 증상은 완화시킬 수 있지만 만성 염증을 완전히 없애지는 못한다.

요도를 통한 전립선 적출술과 같은 수술이 필요할 수 있으며 약으로는
완치가 어려운 경우가 보통이다.

### 비세균성 전립선염

전립선염 중에서 가장 흔하지만 원인은 아직 밝혀지지 않았다. 전립선
염의 증상과 징후가 있고 전립선 분비물과 전립선 마사지 후 소변 내에
염증을 시사하는 백혈구 수가 증가되어 있지만 소변에서 배양 검사를 해
도 세균이 자라지 않는 경우를 비세균성 전립선염이라고 한다.

이 병의 경우 전립선염을 일으키는 병원균이 있지만 현재의 세균 배양
기술로 확인하지 못하는 것으로 생각하고 있다. 비세균성 전립선염의 대
부분이 젊고 성생활이 왕성한 남자에서 발생하고 비특이적인 요도염이
먼저 나타나므로 병원균이 성적접촉으로 전파될 가능성도 있다. 일부 환
자에서 4~6주간 지속적인 항생제 치료로 효과가 있었으나 대개의 경우
는 뚜렷한 호전이 없다. 그러나 특별한 후유증이 없고 일상생활에 장애
가 없기 때문에 온수 좌욕 등의 치료방법으로 증상을 경감시키는 것이
효과가 있다.

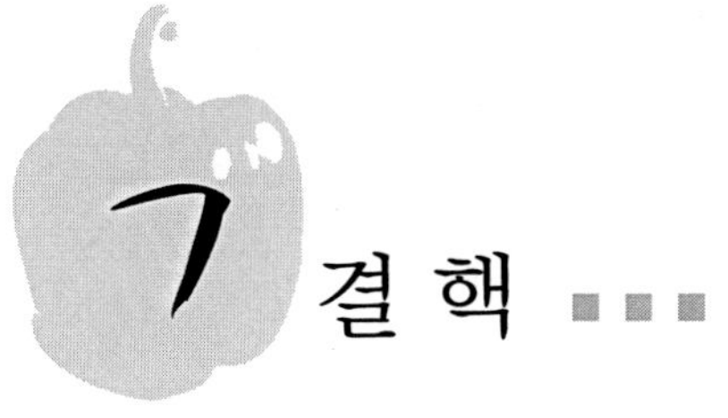

# 결 핵 ...

    결핵은 여러 장기에서 발병한다. 폐나 늑막에서 주로 발생하지만 신장이나 요관 등의 요로 감염도 드물지 않다. 결핵의 요로 감염은 결핵균이 다른 장기에 감염된 후에 혈관을 통해서 신장이나 요관으로 이동하면서 이루어진다. 증상은 빈뇨, 배뇨통, 혈뇨와 옆구리 통증이지만 증상이 없는 경우도 있다.

    신장이나 요관결핵은 조기 진단이 어렵지만 치료가 늦어질 경우 상처를 남기거나 협착이 생기므로 정확한 진단과 치료가 중요하다.

    치료는 다른 장기에서 발생한 결핵과 비슷하여 항결핵제를 6~9개월간 복용한다.

# 8 간 염

## | B형 간염은 |

B형 간염에 의한 사구체 신염은 별다른 치료 없이도 자연적으로 회복되지만 일부에서는 서서히 진행하여 만성 신부전이 되기도 한다. B형간염에 의한 사구체 신염은 조직 검사를 통해 B형 간염 바이러스가 사구체 내에 존재하는 것을 확인해야 한다.

## | C형 간염은 |

C형 간염 바이러스도 체내의 항체와 결합하여 간염 이외의 쇼그렌증후군, 관절염, 각막궤양 그리고 자가면역성 갑상선염 등과 함께 여러 종류의 사구체 신염을 일으킨다. 사구체 신염은 막증식성 사구체 신염이 가장 흔하고 막성 신증이나 IgA 신증 등이 발생하기도 한다. 현미경으로만 관찰되는 혈뇨나 단백뇨가 흔한 증상이며, 부종을 동반한 신증후군이 나타나거나 만성 신부전으로 진행되기도 한다.

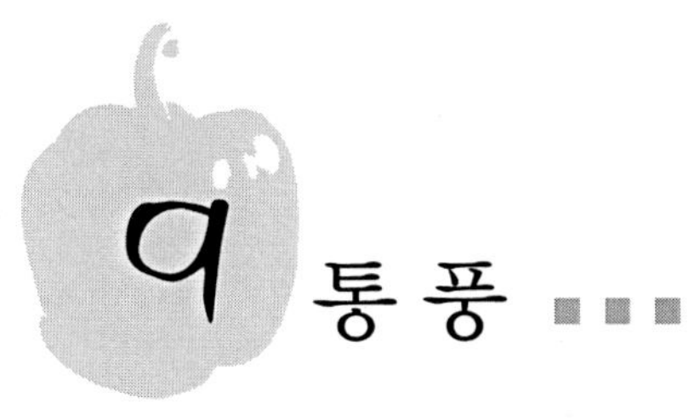

# 통풍 ...

우리 몸에서 요산이 너무 많이 생기거나 신장에서 요산의 배설이 감소하면 요산이 몸 속에 많이 쌓이는 고요산혈증이 발생하고, 고요산혈증이 10~20년 지속되면 요산의 결정체가 형성된다. 이 결정체가 관절이나 다른 조직에 쌓여 염증을 일으키는데 30~50대에 여자보다 남자에서 많이 발생한다.

## | 임상양상은 어떻게 나타날까? |

이 경우 통풍의 정도와 병의 지속기간은 신장질환의 정도와 비례한다. 통풍성 신장질환이 있을 때 신장기능의 저하는 매우 서서히 진행되며, 처음에는 증상이 없어서 신장질환의 발생을 알기가 어렵다. 간혹 신장기능의 저하 이외에 단백뇨나 요로 결석을 보이기도 하고 고혈압이 함께 나타나기도 한다.

# | 통풍은 어떻게 치료하는가? |

통풍성 신장질환의 치료는 혈중 요산염을 정상 범위 내로 유지시키는 것이 중요하다.

이를 위해서는 요산의 생성을 억제하고 배설을 증가시키는 치료를 해야 한다. 요산을 생산하는 원료인 퓨린이 들어 있는 음식(특히, 술이나 고단백 음식)의 섭취를 피하고 알로퓨리놀과 같이 요산의 생성을 억제하는 약물을 투여해 요산의 생성을 최소화해야 한다.

하루에 소변량이 적어도 $2l$ 이상이 되도록 유지하여 요산이 적절하게 배설되게 한다. 이러한 치료에도 혈액 내 요산염이 적절히 조절되지 않으면 요산염을 증가시킬 만한 다른 약제를 먹고 있는지를 알아봐야 한다.

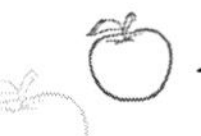

## 주 의 !!

신장에 생기는 병은 크게 신장에만 생기는 병과 다른 곳에도 생기는 병으로 나눌 수 있다.

신장에만 생기는 병을 1차성 신장질환이라고 하는데 사구체 신염(신장염)이 대표적이다.

신장 이외에도 생기는 병을 2차성 신장질환이라고 하며 당뇨병이나 고혈압이 대표적인 병이다. 따라서 소변 검사에서 혈뇨나 단백뇨가 나와 신장병이 의심된다면 이것이 신장에만 있는 것인지 우리 몸에 다른 병과 같이 있는 것인지를 구별하는 것이 필요하다. 그래서 신장병은 받아야 할 검사의 종류가 많아지고 복잡해지는 것이다. 1차성 신장질환은 신장 자체만 치료하면 되지만 2차성 신장질환은 당뇨병과 같이 전신질환의 일부이므로 신장 치료만으로는 병세가 좋아지지 않는다.

2차성 신장질환의 대부분은 원래의 병을 치료하느라 신장합병증이 언제 생겼는지 모르는 경우가 많다. 당뇨병이나 고혈압을 열심히 치료하였다면 15년이 지나도 나타나지 않을 수 있으나 대충 치료하였다면 5년이 지나면 나타날 수 있다. 따라서 당뇨병 환자나 고혈압 환자가 소변 검사에서 단백뇨가 나오던지 혈중 크레아티닌의 상승(1.5mg% 이상)이 있다면 적어도 원인 질병이 5년 이상 방치되어 있었다는 뜻이다.

일단 신장합병증이 생기면 정기적인 신장 검사는 물론이고 신장병 전문의를 찾아가 한번 정도는 상담을 해보는 것이 좋다. 왜냐하면 신장합병증이 나타나기 전의 당뇨 치료와 나타난 후의 당뇨 치료는 식사 요법이나 약의 선택에서 달라질 수 있기 때문이다.

일단 신장합병증이 나타나면 어떤 종류의 약도 신장병 전문의와 상의하고 복용하는 것이 좋다. 약은 신장기능을 악화시키는 가장 흔한 원인이기 때문이다.

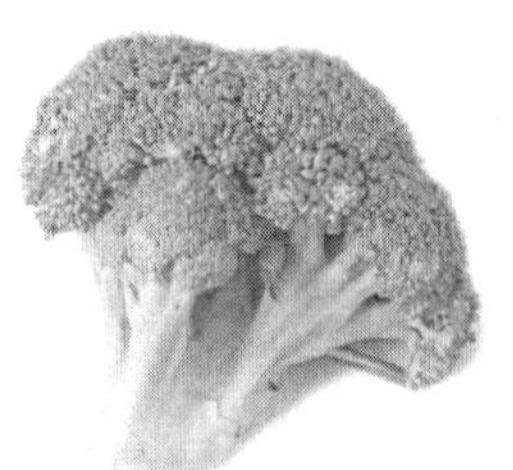

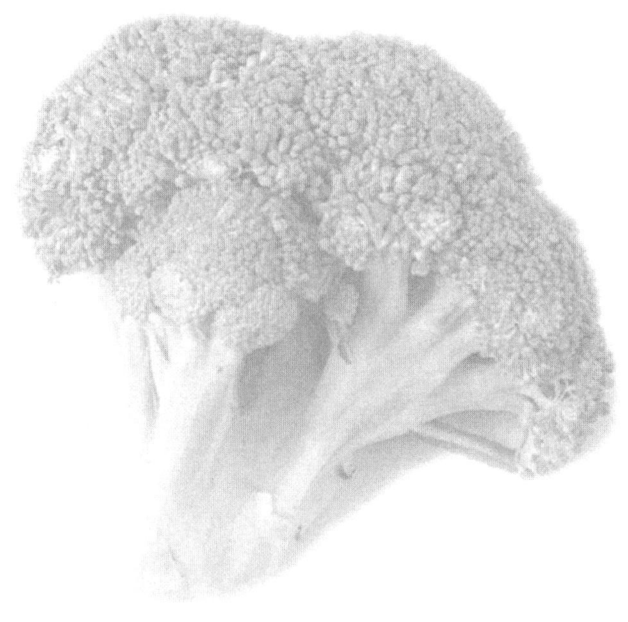

# 신장이 나빠지면 ⋯ 어떤 증상이 나타날까?

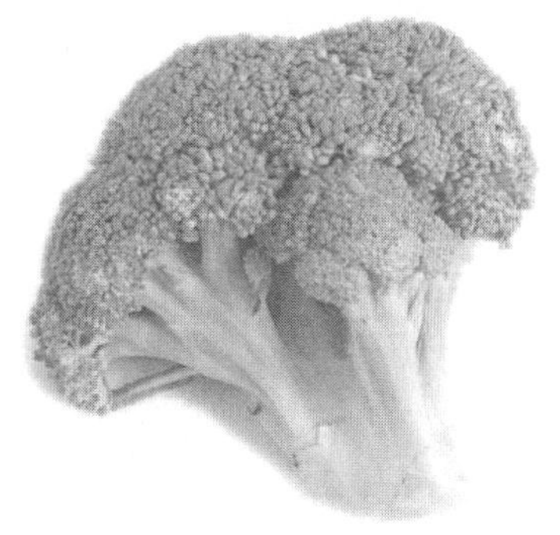

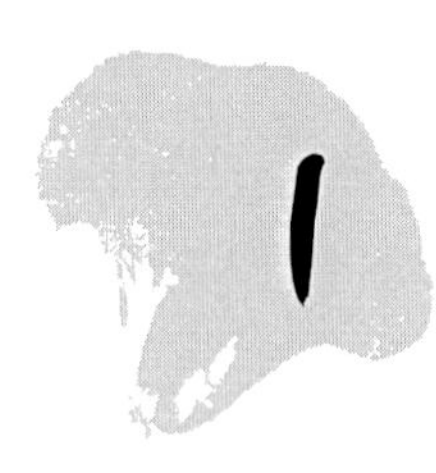<br>

# 신장이 일시적으로 나빠졌다, 급성 신부전 ∎∎∎

급성 신부전이란 수일 내지 수주에 걸쳐서 신장기능이 감소하고 이에 따라 노폐물의 축적, 체액의 증가, 전해질 및 산-염기 평형의 장애를 특징으로 하는 질환이다.

증상은 없고 환자의 혈중 요소질소 및 크레아티닌의 상승만으로 진단되는 경우가 많으며, 소변량의 감소(400ml/day)는 약 반수의 환자에서만 나타난다.

급성 신부전은 일반 치료방법으로 회복되나 당뇨병이나 고혈압 환자는 회복이 안 되는 경우도 있다.

원인은 출혈 및 심한 설사·구토 등에 의하여 신장으로 가는 혈류량의 감소가 가장 흔하며, 신독성을 가지는 여러 약제 그리고 전립선 비대증 등에 의한 요로계의 폐쇄 등으로 크게 분류할 수 있다.

## | 치료는 어떻게 할까? |

급성 신부전 환자 중 혈액투석을 필요로 하는 경우는 약 10%이다. 나머지는 시간이 흐르면 신장기능이 회복되므로 적절한 수액 및 전해질,

산-염기 균형을 유지하기 위한 치료가 매우 중요하다.

## 일반적 치료

① 원인질환에 대한 치료

출혈에 의한 체액감소는 농축 적혈구, 다른 원인에 의한 경우는 생리식염수로 치료를 하게 된다. 심장기능이 나쁘면 심장기능 강화 외에도 심장의 부하를 줄여줄 수 있는 항고혈압제의 투여가 도움이 된다.

② 이뇨제

수액 등으로 혈장량이 충분히 보충되었는데도 소변량이 증가되지 않으면 이뇨제를 사용하여 요량을 증가시킬 수 있다.

③ 예방적 치료

최근 들어 고령 환자, 당뇨병 및 고혈압 환자의 증가와 함께 이들 환자가 수술을 받거나 조영제를 필요로 하는 검사가 늘고 있다.

조영제는 대표적인 신독성을 가지는 물질로서 컴퓨터 단층촬영이나 혈관 조영술에 쓰인다. 고령이거나 신장기능의 감소가 있었던 경우, 당뇨병성 신증이 있는 환자는 조영제에 의한 급성 신부전의 발생 빈도가 높다. 이러한 위험 요소를 가지고 있는 환자에게서 조영제를 사용할 경우에는 시행하기 전날 밤부터 수액보충을 시작하여 충분한 소변량을 유지시키는 것이 좋다.

④ 급성기의 치료

급성 신부전은 수분균형을 맞추는 것이 중요하다. 수분공급이 너무 많으면 폐부종을 초래할 수 있다. 그러나 지나친 수분제한은 저혈압 및 신장의 허혈성 손상을 더욱 악화시킬 수 있으므로 매일 체중을 재거나 필요한 경우에 중심정맥압 측정 등을 통해 적절한 수분균형을 맞추어야 한다. 심한 고칼륨혈증은 생명을 위협한다. 가능하면 칼륨을 다량 포함하는 야채, 과일 및 주스 등의 섭취를 제한해야 한다.


⑤ 회복기의 치료

회복기에는 소변량이 점차 증가한다. 이때는 몸에 축적되었던 요독이 소변으로 배설되므로 수분 및 전해질을 충분히 공급하여 체액감소가 일어나지 않도록 해야 한다.


**투석 요법**

투석 요법은 급성 신부전에 의해서 발생한 임상증상을 개선시키기 위하여 시행되는데 적응증은 다음과 같다.


① 수분저류에 의한 폐부종

② 고칼륨혈증

③ 심한 대사성 산혈증

④ 의식장애, 경련 등과 같은 중추신경계 증상

⑤ 심한 고질소혈증

⑥ 심낭염

● 간헐적 혈액투석 : 일반적인 투석 치료방법으로 간헐적 혈액투석이 이용되며, 매일 혹은 격일로 3~4시간 투석을 한다. 투석 처음에는 2시간 정도로 짧게 하는데, 이것은 갑자기 노폐물을 제거한 후에 올 수 있는 투석 불균형증후군을 막기 위해서이다.

● 지속적 신대체 요법 : 중환자실에서 발생하는 급성 신부전은 혈역학적으로 매우 불안한 상태에 있는 경우가 많다. 이들은 수혈 및 대량의 수액공급, 고농도의 영양공급이 필요한 상태로 이러한 환자의 신대체 요법으로 지속적 정정맥 혈액여과법이 많이 이용되고 있다. 간헐적 혈액투석에 비하여 혈역학적 안정성이 뛰어나고 충분한 수분의 제거, 영양공급 및 전해질, 산-염기 평형의 유지에 보다 더 우수한 치료효과를 보이고 있어 중증환자의 급성 신부전의 치료에 많이 이용된다.

## | 신장이 왜 나빠졌을까? |

**급성 신부전의 분류와 원인**

① 신전성 급성 신부전

● 혈액량 감소 : 출혈, 체액소실

● 유효한 세포 외액의 용적 감소

② 내인성 급성 신부전

- 큰 신혈관질환 : 신혈관폐쇄(신동맥, 신정맥)

- 사구체질환

- 신미세혈관질환 : 혈관염, 용혈성 요독증후군, 가속성 고혈압, 사구
  체 신염

③ 급성 세뇨관 괴사

- 허혈성 급성 세뇨관 괴사

- 신독성 급성 세뇨관 괴사

  _ 내인성 독소 : 횡문근융해, 요산, 용혈, 수산염, 골수종단백질 등

  _ 외인성 독소 : 항생제, 시클로스포린(cyclosporine), 방사선 조영
    제 등

④ 간질성 신염

- 알레르기성, 감염성, 침윤성, 특발성

⑤ 신후성 급성 신부전

- 요관의 폐색 : 결석, 종양, 응혈 등

- 방광경부 폐색 : 전립선 비대, 신경인성 방광 등

- 요도 폐색 : 협착, 포경, 선천성 판막 등

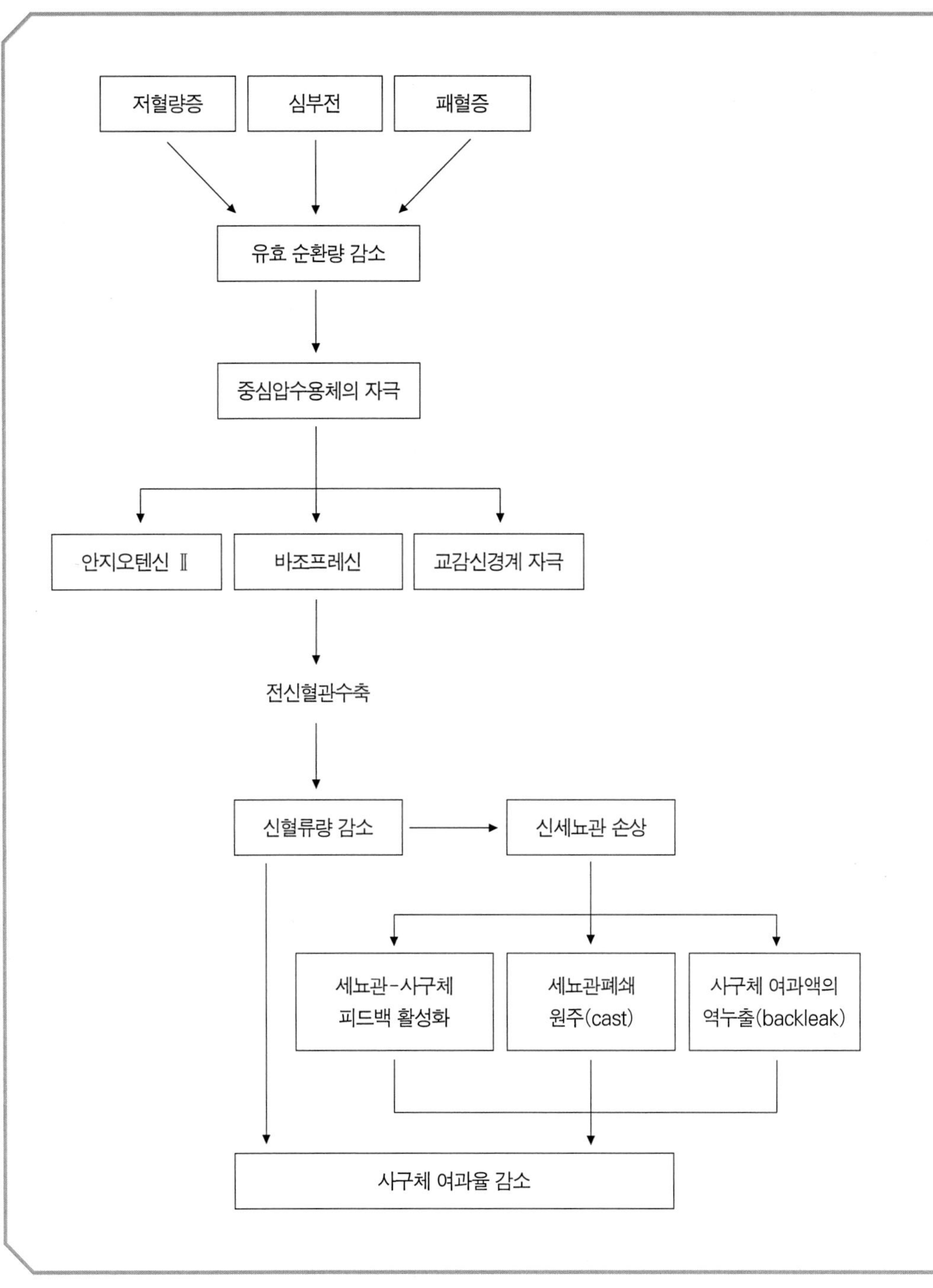

저혈량증
심부전
패혈증
유효 순환량 감소
중심압수용체의 자극
안지오텐신 Ⅱ
바조프레신
교감신경계 자극
전신혈관수축
신혈류량 감소
신세뇨관 손상
세뇨관-사구체 피드백 활성화
세뇨관폐쇄 원주(cast)
사구체 여과액의 역누출(backleak)
사구체 여과율 감소

# | 앞으로는 어떻게 될까? |

약 90% 이상에서 신장기능이 완전하게 회복된다.

급성 신부전이 발생한 후 7~14일이 경과하게 되면 소변량이 증가하면서 신장기능이 회복되기 시작한다.

그러나 당뇨병이나 고혈압 등의 전신질환에 의한 만성적인 신장기능의 감소가 있는 상태에서 발생한 급성 신부전의 경우, 또는 신손상의 정도가 매우 심한 경우, 급속 진행성 사구체 신염 등에서 면역억제제의 투여가 지연되는 경우에는 신장기능이 회복되지 않고 말기신부전으로 진행할 수 있다.

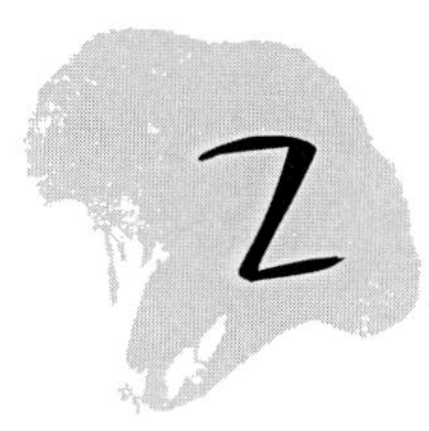

# 2 이제 더 이상 신장병이 나아지지 않는다는데 ···

## | 초기에는 어떻게 해야 할까? |

신장기능이 떨어졌다면 일시적인 것인지, 아닌지를 구분해야 한다.

### 검 사

① 왜 신장이 나빠질까?

가장 흔한 원인들로는 당뇨병, 고혈압, 사구체 신염, 한약이나 신장에 부담을 주는 약 그리고 다낭성 신증(유전적으로 신장에 물혹이 많이 생기는 병) 등이 있다.

② 혈압을 잰다

수축기 혈압이 140mmHg 이상이거나 이완기 혈압이 90mmHg 이상이면 고혈압이며, 둘 중 하나만 높아도 고혈압이라고 할 수 있다.

③ 소변 검사

소변 검사시 사용하는 소변은 아침 소변이 좋은데, 밤사이에 소변이 농축되어 있기 때문이다. 24시간 소변을 받는 요령은 아침에 일어나서 처음 보는 소변은 그냥 버리고 다음 소변부터 한 방울도 빠짐없이 소변 용기에 모은다. 그리고 다음날 아침에 일어나서 처음 보는 소변까지 모으면 된다. 이렇게 모은 소변에서 검사를 하면, 하루 종일 신장에서 얼마나 많은 요독을 소변으로 내보내는지 알 수 있다. 즉 신장 상태를 수치로 계산할 수 있게 된다.

④ 혈액 검사

혈액을 뽑아 신장이 얼마나 나쁜지 검사한다. 당뇨병으로 신장이 나빠진 것은 아닌지 당 수치도 확인하고, 간염 바이러스 때문인지도 검사한다. 사구체 신염을 알아낼 수 있는 검사도 있다.

⑤ 초음파 검사

초음파 검사로 신장 크기는 정상인지, 신장이 거칠게 보이지는 않는지, 물혹이 여러 개 있지는 않는지 등을 확인한다. 신장의 혈관이 좁아져 있어도 신장이 나빠질 수 있는데, 도플러 초음파로 신장 혈관의 흐름이 좋은지 확인할 수 있다.

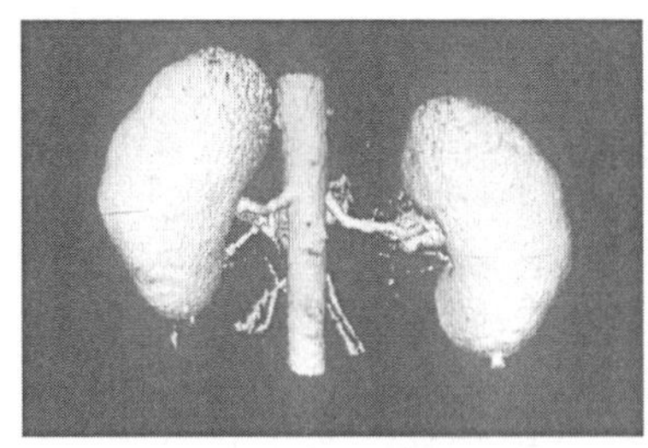

▶ 〔사진 5-1〕 정상 신장의 모습
(3차원 영상 사진)

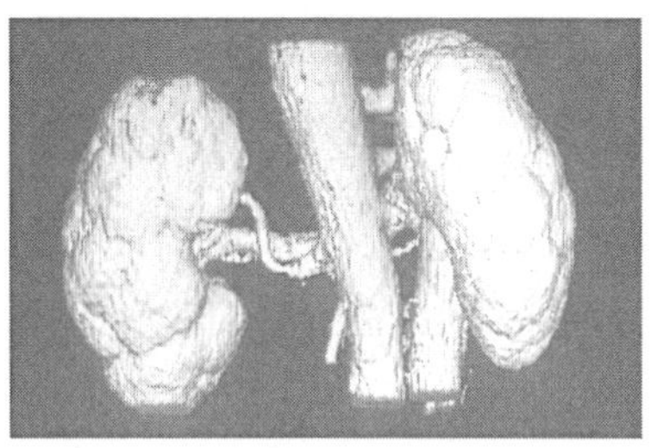

▶ 〔사진 5-2〕 만성 신부전인 신장의 모습
: 표면이 거칠다.

⑥ 안과 검사

당뇨병 환자라면 안과에 들러 망막 검사를 해야 된다. 당뇨병 환자가 신장기능이 떨어져 있는데도 안과 검사에서 망막증이 없다면, 당뇨병 이외의 다른 원인이 아닌지 생각해 봐야 한다.


⑦ 신장 조직 검사

위의 검사들로도 신장이 나빠진 이유를 알 수 없다면, 신장 조직 검사를 하기도 한다.

조직 검사는 보통 병원에 입원하여 초음파를 보면서 하는데 2~3일 후 퇴원하여 집에서 안정을 취한다.


## 먹거리

초기에는 충분한 열량을 섭취하되 하루에 10g 이하의 염분을 섭취하도록 하며, 물의 섭취량은 제한하지 않는다. 하루에 몸무게 1kg당 1g 정도의 단백질을 섭취하는 것이 좋다. 만약 오줌으로 단백질이 많이 빠져나가는 사람이라면 단백질 섭취를 더 줄여야 한다. 단백질을 많이 섭취하면 소변으로 나가는 단백질 양도 많아지는데, 소변에 있는 단백질 자체가 신장에는 독이 될 수 있기 때문이다. 그렇다고 해서 단백질을 무조건 안 먹는 것은 더욱 좋지 않다. 우리 나라 식사에는 단백질 함량이 그렇게 많지 않아서 고기나 생선, 콩류 등을 너무 줄이게 되면 오히려 영양 결핍이 올 수 있기 때문이다.

### 조심해야 할 것들

신장이 나빠졌다고 하면 주변에서 신장에 좋다는 온갖 음식들, 약들을 권하는 경우가 많다. 그 식품을 먹고 좋아졌다는 사람이 직접 권하기도 한다. 가까운 친척이나 친구가 없는 돈에 애써 비싼 돈을 들여 구해주는 약을 안 먹을 수도 없고, 홈쇼핑이나 광고지에서 선전하는 건강식품들에 현혹 당하기도 한다.

하지만 이러한 건강식품들은 그 효과와 부작용에 대한 어떠한 보장도 없다. 풀뿌리 하나에도 많은 성분들이 혼합되어 있으므로 어떤 성분이 신장에 좋은지, 나쁜지를 구분할 수가 없다.

혈압과 신장 상태를 주기적으로 검사하면서 신장에 해로울 수 있는 여러 약들은 피하고, 신장 보호작용이 있는 약은 꾸준히 복용하는 것이 이 시기에 가장 바람직한 치료방법이다.


## │ 중기에는 어떻게 해야 할까? │


### 검사할 것들

신장이 나빠지면서 여러 가지 합병증이 생기므로 검사할 것이 많다.


① 혈압을 잰다

대부분의 고혈압 환자들은 혈압약을 꾸준히 먹기만 하면 고혈압 치료는 잘하고 있다고 믿는다. 그러나 중요한 것은 '약을 먹고 있다' 는 사실이 아니라 '혈압이 정상으로 잘 유지되는가' 하는 것이다. 아무리 꾸준히 약을 먹고 있다고 하더라도 혈압이 충분히 정상으로 떨어지지 않는 상태라면 헛된 것이 된다. 그래서 혈압을 정상으로 유지하는 것이 신장 치료의 첫걸음이고, 가장 중요한 치료 중의 하나이다.


② 혈액을 뽑아서 여러 가지 검사를 한다

● 요독 수치를 확인한다 : 정기적으로 병원에서 신장기능을 검사하는 사람이라면 '혈중 요독 수치(BUN)', '크레아티닌(creatinine)'이 두 가지 정도는 알고 있는 것이 좋다.


● 우리 몸의 전해질 균형이 맞는지 확인한다 : 전해질 중에서 'K'라 고 하는 '칼륨'은 신장을 통해 배설되지만 심장박동에 영향을 미친 다. 신장이 나빠지면 칼륨 수치가 높아져서 심장이 불규칙하게 뛰게 되고, 심하면 심장이 멈출 수도 있다.


● 산-염기 균형이 맞는지 확인한다 : 사람이 살아가는 동안 몸 속에 는 계속 산이 쌓이는데, 신장은 소변으로 산을 배출시켜 우리 몸을 약알칼리 상태로 유지한다. 그러나 신장이 나빠지면 산의 배설이 감 소하므로 우리 몸은 산성이 된다.


● 콜레스테롤과 중성지방의 수치를 확인한다. 동맥경화도 신장의 적 이기 때문이다.

● 빈혈이 없는지 확인한다 : 혈액은 뼈에서 만들어지는데 뼈로 하여금 혈액을 만들도록 지시하는 '조혈 인자' 는 신장에서 만들어진다. 그래서 신장이 나빠지면 이 조혈 인자가 부족해지므로 뼈에서 혈액을 잘 만들지 못하게 되어 빈혈이 생긴다.

## 치 료

① 신장을 더욱 나빠지게 하는 요인을 막는다

● 탈수되지 않도록 한다 : 나이든 환자나 간경화 환자, 심장기능이 약한 심부전 환자들은 특히 여름철에 탈수되지 않도록 조심한다.

● 신장에 독성이 있는 약물의 사용을 피한다 : 한약이나 일반 약이나 함부로 먹지 않도록 한다. 항생제 중에서 특히 아미노글리코사이드 계통의 약제나 소염진통제는 신장을 더 나쁘게 할 수 있다. 항생제나 소염진통제를 먹어야만 할 때는 적절한 약물과 용량을 사용하도록 한다. 또한 컴퓨터 단층촬영이나 요로촬영, 혈관촬영시 사용하는 조영제가 신장을 더 나빠지게 할 수 있으므로 적절한 예방을 한 후에 사진을 찍어야 한다. 일반적으로 촬영 전후 12시간 동안 물을 많이 먹고 소변을 많이 보는 것이 좋다.

● 소변을 잘 보도록 한다 : 60세 이상 남자들에게서 흔히 볼 수 있는 전립선 비대증은 초기에는 소변줄기가 약해지고 소변보기가 좀 힘들다. 심해지면 소변 길이 막혀서 소변이 거꾸로 신장 쪽으로 올라가게 되면 신장을 망가뜨리는 경우가 있다. 전립선 비대가 심하면

약물 치료를 받거나 심하면 수술을 하는 것이 좋다. 소변 길에 돌이 박혀 있을 때도 마찬가지이다. 아프면 바로 돌을 제거해야 하며, 아프지 않더라도 소변 길이 막힌 위쪽 오줌길이 늘어나 있는 경우에는 초기에 치료해 주지 않으면 소변 길이 막힌 쪽의 신장을 잃을 수도 있다.

② 여러 가지 합병증을 막는다

● 빈혈을 고친다 : 빈혈이 있으면 어지럽고 기운이 떨어지며 숨이 찰 뿐 아니라, 심장에 무리가 온다. 투석 치료를 받고 있는 경우에는 조혈 인자 주사가 보험이 인정되지만 아직 투석 치료를 시작하지 않았다면 보험 인정이 안 되어 비용 전액을 본인이 부담하게 된다. 신장이 나빠지면 철분 결핍성 빈혈도 흔히 생긴다.

● 열이 나면 바로 치료한다 : 남들보다 쉽게 균에 감염되고 잘 낫지 않는 경우가 많다. 보통 감기라도 남들보다 오래 가거나 열이 높고 숨이 차거나 가래가 많고 증상이 심한 경우에는 병원을 찾는 것이 좋다. 해열제나 소염진통제도 함부로 먹으면 신장이 더 나빠질 수 있으니 항생제도 골라서 사용하고 용량도 조절해야 한다.

## 먹거리

① 단백질은 정상 사람의 절반 정도로 섭취한다

신장이 나빠진 경우는 정상인의 약 절반 정도인 하루 0.55~0.6g/kg의 단백질을 먹되, 0.35g/kg 이상은 우유나 달걀 등의 고급 단백질로 섭취하는 것이 좋다. 고급 단백질이라는 것은 몸에 꼭 필요한 필수 아미노산이 많이 들어 있는 것으로 주로 고기, 생선, 우유, 달걀 등에 많이 포함되어 있다.

예를 들어 체중이 60kg인 사람의 경우, 적당한 단백질의 양은 하루에 30~40g이며 이는 쇠고기 60~80g의 무게이다. 과일이나 콩에도 약간의 단백질이 들어 있기는 하지만 필수 아미노산이 적고 단백질 노폐물이 많이 쌓이기 때문에 만성 신부전시 두부, 콩과 같은 식물성 단백질만 많이 먹는 것은 잘못된 식사방법이다.


### ② 열량원을 충분히 섭취한다

음식으로 내는 열량은 하루에 35kcal/kg 정도 되어야 한다. 신장이 좋지 않은 환자가 열량을 충분하게 섭취하지 못하면 부족한 열량을 채우느라 팔, 다리의 살이 빠지고 체중이 줄어든다. 이는 가뜩이나 요독 때문에 힘이 빠진 팔, 다리를 '두 번 죽이게 되는' 일이다. 소금기나 단백질이 적으면서 열량이 많은 음식은 탄수화물이 많이 들어 있는 단 음식과 기름기가 많은 튀김 요리 등이다.


### ③ 소금은 조금만 섭취한다

일반적으로 신장이 중간 정도로 나빠져 있는 경우에는 좀 싱겁게 먹고, 몸을 '약간 촉촉하게' 유지하는 것이 좋다. 하루 8g 이하의 소금을 먹도록 하는데 찻숟가락 하나가 3g 정도의 염분이므로, 끼니 때마다 전체 음식에 찻숟가락 하나 조금 안 되는 정도의 소금을 써서 조리해야 한다. 마요네즈, 케첩, 버터 등에도 기본적으로 소금이 들어가 있으며 찌개, 라면, 국 같은 음식에는 생각보다 훨씬 많은 양의 소금이 들어 있기 때문에 주의해야 한다.


④ 칼륨(K) 섭취를 줄인다

이 수치가 올라가서 6mEq/L 정도에서는 별 증상이 없지만 그보다 높아지면 심장의 맥이 고르지 못한 심각한 부정맥이 생겨서 목숨을 잃을 수도 있다.

칼륨은 농축된 탄수화물이나 지방을 제외한 모든 음식에 다 들어 있다. 특히 고기, 날달걀, 과일(바나나, 오렌지, 참외 등), 야채(시금치, 토마토)에 많이 들어 있고 감자, 고구마, 밤, 콩에도 많이

들어 있다. 코코아, 초콜릿에도 많이 들어 있다. 이런 음식을 한꺼번에 많이 먹는 것은 좋지 않고, 야채를 먹을 때는 물에 2시간 이상 담가서 칼륨이 빠져나간 후 먹거나, 살짝 데쳐서 요리하는 것도 좋은 방법이다.


⑤ 칼슘은 충분히, 인은 조금만 섭취한다

인의 섭취를 줄이면 신장이 나빠지는 것을 어느 정도 늦출 수 있다. 그러나 음식에는 인과 칼슘이 같이 들어 있는 경우가 많을 뿐만 아니라, 사실 인은 거의 모든 식품에 다 들어 있다. 단백질이 많은 음식에는 인이 많고, 칼륨이 많은 음식에도 인이 많으므로 단백질이나 칼륨 섭취를 줄

이는 식단을 하면 자연스럽게 인의 섭취가 줄어들 것이다. 우유 같은 유제품이나 콩 등의 씨앗에는 인이 많이 함유되어 있다.

⑥ 비타민

신장이 나쁘면 비타민 결핍이 오기 쉽다. 비타민 D는 신장에서 만들어지는 것이므로 신장이 나빠지면 부족하게 된다. 다른 비타민도 역시 밥맛도 없는 데다가 단백질이나 칼륨이 많은 음식의 섭취를 제한하다 보면 같이 섭취가 부족해진다. 그래서 비타민은 약으로 복용한다.

**조심해야 할 것들**

신장은 망가질 때까지 아무런 증상이 없는 것이 특징이다. 그 증상이라는 것이 기운이 없고 밥맛이 없으며 소화가 안 되는 일반적인 것들이어서 환자 스스로 깨닫지 못하는 경우가 많다. 따라서 증상을 가지고 치료의 기준으로 삼는 것은 매우 위험한 생각이다.

# | 말기가 되면 나타나는 증상 |

신장은 그 기능이 70% 정도가 망가져야 증상이 나타나는데 말기신부전으로 진행될 때까지도 특별한 증상을 느끼지 못해 우연히 발견되는 경우도 있다.

말기에는 여러 가지 합병증으로 인한 다양한 증상이 나타난다. 빈혈과 요독증으로 인하여 피로를 쉽게 느끼고 조금만 빨리 걷거나 멀리 걸으면 숨이 차며 식욕저하, 소화불량, 메스꺼움, 구토 등의 위장증상을 호소한다.

그리고 혈액응고 장애로 몸에 멍이 잘 들고 피하출혈이 생기며 코피를 흘리거나 위출혈 등이 생긴다. 칼슘의 피부 침착, 신경이상, 독성 대사산물 등에 의하여 가려움증을 호소하며 얼굴이 창백하고 푸석해 보이면서 피부에 색소 침착이 증가하여 피부색이 검게 변한다.

그 밖에 근육경련, 손발 저림, 관절염, 성욕감소, 무월경, 산-염기 평형과 전해질 균형 이상 등의 증상이 나타날 수 있다. 우울증 같은 정신과적 문제도 발생할 수 있다.

## 준비해야 될 것

신장기능이 사라지면 사람이 살 수가 없으므로 신장기능이 15% 정도 남으면 신대체 요법을 준비해야 한다. 신대체 요법에는 혈액투석, 복막투석, 신장이식이 있는데 신장기능이 10% 이하로 감소되면 이 세 가지 치료방법 중에 한 가지를 선택하여 시행 받아야만 생명을 유지할 수가 있다.

### ① 혈관 수술

만성 신부전으로 진행중인 환자는 가급적 덜 쓰는 팔의 정맥을 보존하는 것이 좋다. 혈액투석을 하려면 팔에 동맥과 정맥을 연결하는 동정맥 연결 수술을 받아야 한다. 혈액투석의 개념은 동정맥 연결에서 혈액을 뽑아내어 기계에서 거르고 걸러진 혈액은 바늘을 이용하여 다시 몸 속으로 넣어 주는 것이다.

동정맥 연결이 없거나 약하면 혈액투석을 할 수 없거나, 하더라도 투석효율이 불충분하게 되므로 동정맥 연결은 환자의 '생명선'이라고 할 수 있다.

팔의 정맥에서 혈액을 자주 뽑거나 주사를 많이 맞으면 혈관이 손상되어 동정맥 연결 수술이 불가능해질 수 있다. 만약 성공하더라도 혈관이 충분히 자라지 않아 사용할 수 없거나 얼마 사용하지 못하고 막힐 수 있다. 따라서 수술 전에 안 쓰는 팔의 혈관에서 채혈이나 혈관주사를 가급적 피한다. 가능하면 손등의 혈관을 이용하며, 어쩔 수 없이 사용해야 할 상황이면 혈관이 좋은 쪽의 팔을 보존하고 반대쪽 팔에 주사를 맞도록 한다.

만약 혈관상태가 좋지 않아 당장 수술이 어려운 경우에는 팔운동을 열심히 하여 혈관을 키운 후에 수술을 하는 것이 수술 성공률을 높이는 방법이다.

동정맥 연결은 수술 후에 바로 쓸 수 있는 것이 아니라 충분한 혈류속도가 나오고 오래 쓸 수 있도록 크게 키워야 한다. 그러기 위해서는 빨리, 크게 자랄 수 있도록 팔운동을 열심히 해야 하며 그럼에도 불구하고 짧게는 1달에서 길게는 수개월이 걸릴 수 있기 때문에 혈액투석을 시작하기 전에 미리 수술을 해놓는 것이 안전하다.

만약 동정맥 연결을 만들어 놓지 않은 만성 신부전 환자가 갑자기 증세가 악화되어 응급투석이 필요한 상황이 발생하면 목정

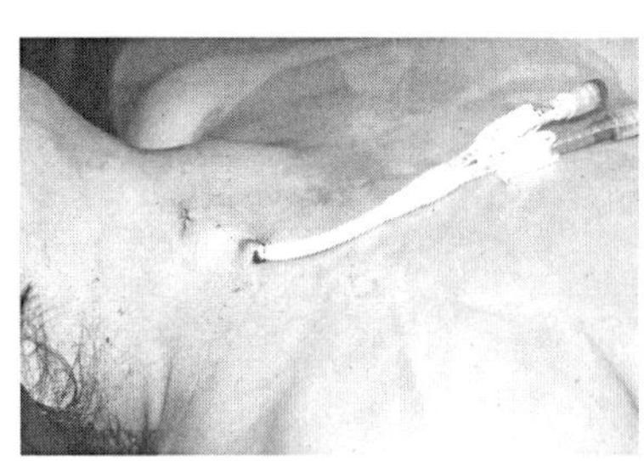

▶ 〔사진 5-3〕 목정맥에 혈관 카테터를 설치하는 모습

맥이나 대퇴정맥에 카테터라는 도관을 삽입한 후 이것을 이용하여 응급으로 혈액투석을 할 수 있다. 이러한 도관은 막히거나 감염의 원인이 될 수 있어 영구적으로 쓸 수 있는 것이 아니며 길어야 수 개월 간 사용할 수 있기 때문에 결국 동정맥 연결을 만들어야 한다.


## 치료방법

신장질환의 원인이 제거되어도 신장손상은 계속되어 결국 말기신부전으로 진행되는데 현재까지 이러한 진행을 효과적으로 정지시키거나 회복시키는 치료방법은 없다.

만성 신부전은 신장기능이 얼마 남아 있지 않아 작은 악화요인으로도 위험해질 수 있다. 따라서 적절한 약물 치료와 식사 요법, 그리고 신장기능을 악화시킬 수 있는 여러 가지 요인들을 제거하고 피함으로써 신장기능의 급격한 악화와 합병증을 예방하고 말기로 진행하는 것을 가능한 늦추는 것이 치료방침이라 할 수 있다.


## 먹거리

만성 신부전 환자의 체내 열량 소비율은 정상인과 비교하여 큰 차이가 없다. 하루에 체중 1kg당 35kcal가 권장되며 요독물질을 많이 생성시키는 단백질의 섭취가 제한된다. 열량 섭취를 높이기 위해 당질 및 지방 섭취를 상대적으로 늘리는 식사를 한다. 단백질은 하루에 체중 1kg당 0.6g으로 엄격히 제한하고 고기, 우유, 생선, 달걀 같은 생물가가 높은 단백질을 섭취함으로써 필수 아미노산을 충분히 보충하여 체내 단백질의 균형을 유지한다.

지방은 총열량의 20~25%를 섭취하는데 포화지방의 섭취를 줄이고 불포화지방을 권장하며 콜레스테롤 섭취량은 1일 300mg 이하로 제한한다. 특히 포화지방산이 많이 함유된 버터, 치즈, 크림, 육류의 섭취를 제한한다.

고칼륨혈증은 갑작스럽게 심장마비를 일으킬 수 있는 매우 위험한 합병증이다. 고혈압 약제 중에 혈중 칼륨을 높이는 약이 있다면 다른 약으로 바꾸도록 하고 과일이나 생야채, 주스 등의 섭취를 금하며 칼륨의 섭취를 1일 2000mg 이하로 제한한다.

만성 신부전은 여러 가지 골질환이 발생할 수 있으므로 혈중 칼슘과 인의 농도를 적절히 유지시켜야 한다. 특히 혈중 인의 농도가 올라가면 칼슘과 인의 결합물이 혈관 등에 침착되어 심혈관계 합병증을 악화시킬 수 있다. 혈중 인의 농도가 높을 때는 인결합제제를 복용하고 인이 많이 함유된 음식(요구르트, 우유, 견과류 등)을 피한다.

영양제 중에 수용성 비타민의 보충은 권장하나 지용성 비타민은 체내에 축적되어 독성을 일으킬 수 있어 식사 이외의 섭취는 권하지 않는다.

### 조심해야 할 것들

약제에 의한 급성 악화이다.

우리 나라에서 문제가 되는 것 중에 한약이나 민간 요법이 있다. 약초나 민간 요법의 약제는 약리작용과 독성, 부작용 등을 알 수 없기 때문에 위험할 수 있다. 이러한 약들이 모두 신장에 독성을 일으키는 것은 아니지만 환자들 중 이런 약들을 복용한 후 신장이나 간의 기능이 악화되어 응급실로 오는 일을 흔히 볼 수 있다.

　만성 신부전 환자가 컴퓨터 단층촬영 같은 특수촬영을 하게 될 때 조영제를 사용하게 되면 반드시 신장이 나쁘다는 이야기를 하고 가능한 조영제의 사용을 피해야 한다. 사정이 여의치 않으면 담당 의사에게 연락하여 의견을 듣는 것도 좋은 방법이다.

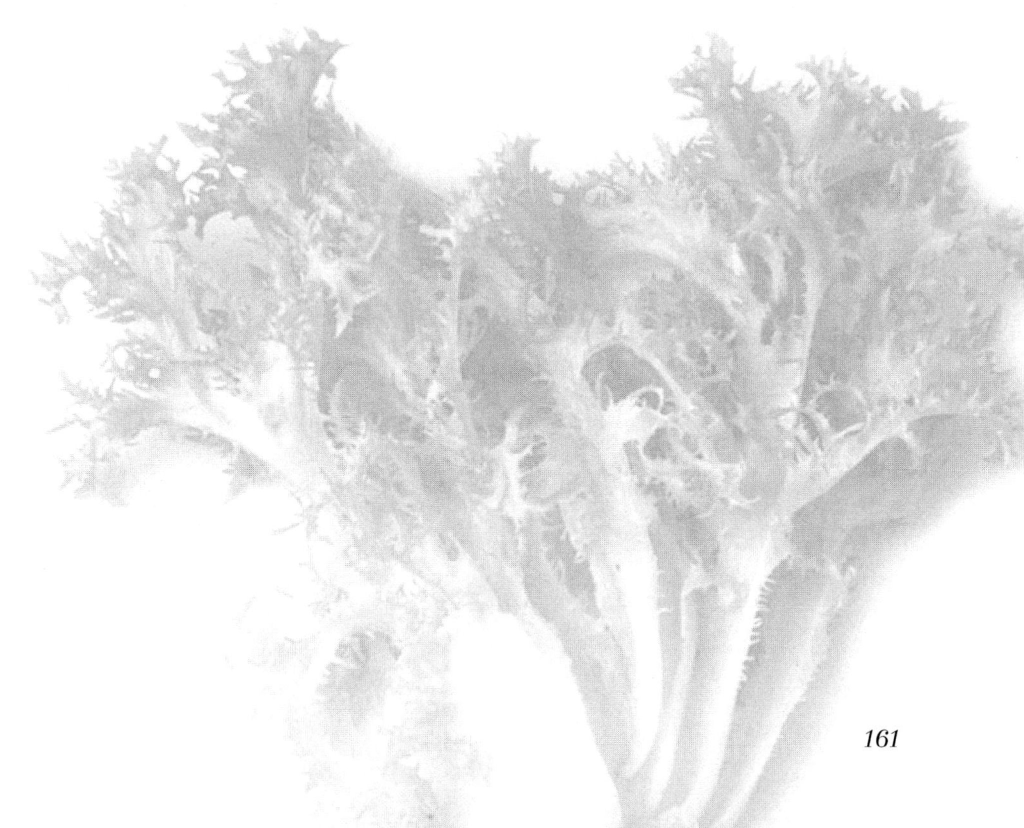

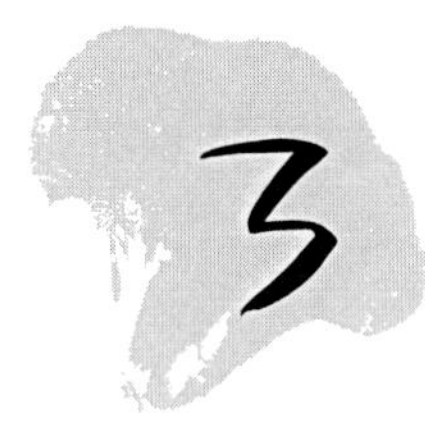

# 3 이제 신장이 완전히 망가지다 ....

## | 그래도 솟아날 구멍이 있다 |

말기신부전이란 신장이 어떤 원인으로든 고장이 나서 제 기능을 하지 못하는 상태이다. 신장은 우리 몸 속에 2개가 있다. 신장이 제 기능을 못한다는 것은 신장 2개가 모두 망가진 것을 뜻한다. 만약 증상이 있어 병원을 찾았을 때는 이미 신장 손상이 진

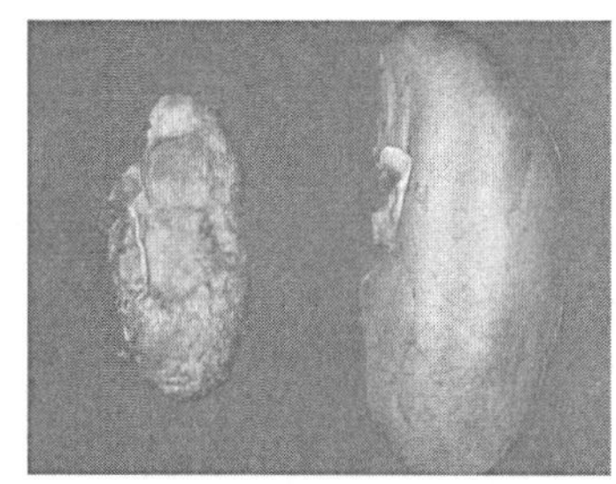

▶ 〔사진 5-4〕 만성 신부전 신장과 정상 신장의 비교 : 크기가 줄어든 것이 만성 신부전의 신장이다.

행되어 돌이킬 수 없는 경우가 많다. 어떤 장기든 만성 병에 걸리면 정상으로 회복되기는 매우 어렵고 증상을 완화시키는 수밖에 없다. 그러나 신장의 경우는 다른 장기와 다르다. 다른 장기는 장기이식 이외의 뾰족한 치료방법이 없고 장기이식 자체도 어렵다. 그러나 신장은 장기이식도 이미 일반화되어 있고, 장기이식 이외의 대체 치료인 투석 요법이 있다. 신장기능을 잃었다 해도 이러한 신대치 요법을 통하여 건강한 삶을 지속할 수 있는 것이다.

## | 내가 해야 할 것들 |

일단 말기신부전으로 진단 받으면 병에 관해서 이해하고 약물 요법, 신대치 요법, 식이 요법 등에 대한 전반적인 이해가 필요하다.


### [Q] 말기신부전이 되면 어떻게 되나요?

**➤➤➤** 신장기능이 상실되었을 때 증상은 독성 대사물이 체내에 축적되어 나타나는데, 이들은 주로 단백질 대사산물로 신장을 통해 배설되는 물질들이다. 요독물질이 몸 안에 쌓이면 식욕저하, 욕지기, 구토 및 두통이 나타날 수 있다. 신장병 환자는 그래서 단백질 섭취를 제한해야 한다.

또한 신장기능이 감소함에 따라 몸 안에 쌓여서 문제를 일으키는 것 중에 칼륨(K)이 있다. 말기신부전 환자는 칼륨이 배설되지 않아 혈중 칼륨이 증가하므로 칼륨이 높게 함유된 음식을 피하고 칼륨을 낮추는 약물을 복용한다.


신장은 혈압 조절에 중요한 장기이다. 신장이 손상되면 염분과 수분이 몸 안에 쌓이고 그 결과 고혈압이 동반되는데, 이는 신장의 기능을 다시 악화시키는 악순환을 하게 된다. 따라서 고혈압은 적극적인 저염식과 약물로 조절하는 것이 좋다.

신장은 조혈호르몬을 만들어내는 장기이기도 하다. 신장이 손상된 환자는 요독 때문에 만성 빈혈을 나타내는데 조혈 호르몬 감소로 빈혈이 더 악화된다. 따라서 출혈, 감염, 영양결핍 등 빈혈을 악화시킬 수 있는

원인들이 있다면 교정해 주고 철분제제의 복용과 조혈호르몬 주사를 맞
는 것이 좋다.


## | 치료 : 신대치 요법이란? |

말기신부전 환자는 혈액투석과 복막투석, 신장이식 중 한 가지를 선택
할 수 있다. 환자들은 어떤 치료가 자신에게 적합한지를 고려하여 선택
하게 되는데 이는 매우 중요하고 어려운 결정이다.


### 투석

투석은 건강한 신장이 해야 할 기능의 일부를 대신 해준다. 신장기능
의 85% 이상이 망가지면 말기신부전이라고 하여 투석을 시작하게 된다.


[Q] 투석은 어떤 역할을 하나요?

➡➡➡ 몸 안에 쌓인 요독물질을 제거하고 수분과 염분을 제거한다. 또
한 전해질을 안전한 수준으로 유지하고 혈압 조절을 도와 준다.


[Q] 투석을 하면 신장이 더 나빠진다고 하는데, 신장기능은
회복이 안 되나요?

➡➡➡ 급성 신부전은 투석 치료 후 신장기능이 돌아온다. 그러나 말기

신부전은 회복이 어렵다. 사람들은 투석을 하면 신장이 더 나빠진다고 생각하는데 투석 때문에 신장이 나빠지는 것이 아니다. 이미 신장이 나빠져서 생명을 유지할 수 없기 때문에 투석을 시작하는 것이다.


[Q] 투석은 어디서 하나요?

➤➤➤ 투석은 혈액투석과 복막투석이 있다. 어떤 종류의 투석 치료를 하는가에 따라 병원에서 할 수도 있고 혹은 집에서 할 수도 있다. 환자의 상태와 사정에 따라 담당 의료진과 상의한 후에 선택하게 된다.

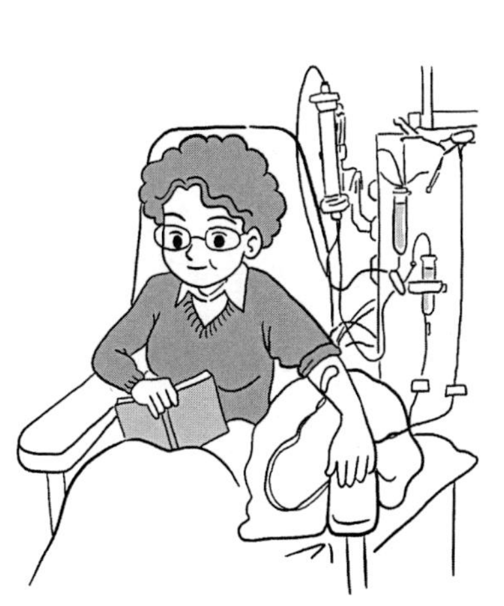

▶ 혈액투석을 하는 모습

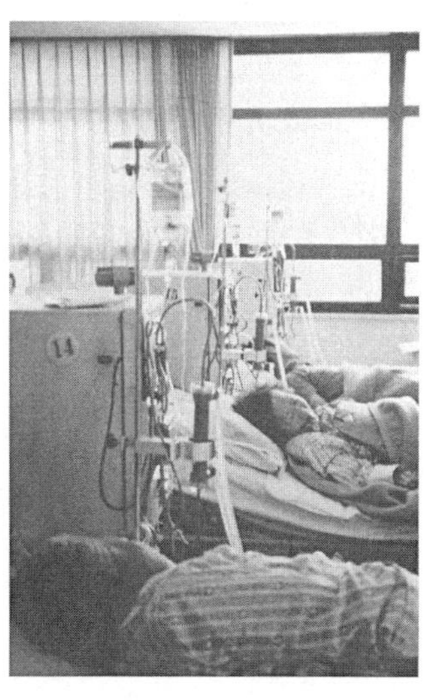

▶ 〔사진 5-5〕 혈액투석실의 모습

## [Q] 투석을 하면 불편한가요?

➤➤➤ 혈액투석은 주 3회, 1회에 4~5시간씩 병원에 와서 치료를 받아야 하고 투석 때마다 환자의 팔에 바늘을 찌르는 것을 참아야 한다. 복막투석을 하면 병원에는 정기적인 외래진료 시각에만 오면 되지만 하루 4회씩 집에서 복막액을 교환해야 한다. 어떤 종류의 투석이든 투석중에 별다른 통증은 없다. 혈액투석중 간혹 불편함이 있다 해도 투석으로 인한 불편함보다는 투석을 하지 않았을 때의 불편함으로 환자들이 더 고통스러워한다.

## [Q] 투석 요법은 얼마나 오래 되었나요?

➤➤➤ 혈액투석과 복막투석은 1940년대 처음 시행되었지만, 신대치 요법으로서의 혈액투석은 1960년대에, 복막투석은 1976년에 일반화되기 시작하였다.

## [Q] 투석을 하면 얼마나 오래 살 수 있나요?

➤➤➤ 환자마다 다 다르므로 정확히 얼마를 살 수 있는지를 단정하기는 어렵다. 다른 건강한 사람만큼 사는 사람도 있다.

## [Q] 투석비용은 얼마나 비싼가요?

➤➤➤ 1달에 약 35만 원 정도가 든다. 그러나 보건소에 투석비용을 청

구하면 80% 이상의 비용을 정부에서 되돌려주고 있다. 그리고 2급 장애인으로 인정되어 부수적인 혜택도 받을 수 있다.


## [Q] 투석을 하면 보통 사람처럼 생활할 수 있나요?

➤➤➤ 많은 환자들이 투석 요법에 따르는 시간소요와 불편함을 제외하고는 일반 사람들처럼 생활한다. 투석은 신장기능상실로 인해 환자가 일상생활 속에서 하지 못했던 일들까지도 할 수 있게 해준다. 그러나 투석을 시작하는 환자와 그 가족들은 투석에 적응할 때까지 적응기간이 필요하다.


## [Q] 투석하는 환자는 식이 요법을 해야 하나요?

➤➤➤ 투석의 시작과 함께 식이교육이 시작된다. 식이 요법은 매우 중요하기 때문에 의료진뿐만 아니라 영양사와의 상담도 이뤄진다. 혈액투석을 통하여 제거되는 요독물질과 수분은 제한되어 있다. 따라서 적절한 식이 요법이 병행되지 않으면 혈액투석을 하는 중에도 요독 증상이 악화될 수 있다.

말기신부전 환자에게 필요한 칼로리 유지를 위한 단백질, 탄수화물, 지방의 3대 영양소와 결핍되기 쉬운 비타민, 미네랄 등도 적절히 섭취하여야 한다. 식이 요법과 투석 요법, 그리고 약물 요법 이 세 가지가 적절하게 이뤄질 때 건강한 삶을 유지할 수 있다.

[Q] **투석 환자도 여행을 할 수 있나요?**

➤➤➤ 물론 투석 환자도 여행을 할 수 있다.

혈액투석 환자는 여행을 가고자 하는 지역의 혈액투석센터에 미리 예약을 하면 된다. 혈액투석 치료방법은 일반화되어 있어 센터에 따른 큰 차이가 없다. 간혹 일부 나라에서는 이용 가능한 투석센터를 찾기 힘든 경우도 있다. 그러므로 가능하다면 현재 치료를 받고 있는 병원의 담당 의사에게 미리 환자 본인의 투석에 대한 정보를 요청하여 치료가 연속적으로 이어질 수 있도록 도움을 받는 것이 좋다.

복막투석 환자가 단거리 여행을 할 경우에는 투석액을 필요한 만큼 가지고 갈 수 있고, 투석액 공급회사에 여행 목적지를 미리 알려 여행지에 투석액이 미리 배달되게 할 수도 있다.


[Q] **투석 환자는 계속 일할 수 있나요?**

➤➤➤ 환자의 원래 직업이 육체적인 노동을 필요로 하는 경우에는 가능하면 다른 직업으로 바꾸는 것이 좋다. 무리한 육체적인 활동은 투석중에도 합병증을 악화시켜 증상이 나빠질 수 있다. 가벼운 육체적 활동이나 사무직, 학업 등은 투석중에도 큰 문제가 없다.

## 혈액투석

### [Q] 혈액투석이 무엇인가요?

➤➤➤ 혈액투석에서는 투석기
라는 신장을 대신해주는 기계가
있다. 이 기계는 환자의 혈액에
서 요독물질과 수분 그리고 여
러 물질들을 제거해 준다.

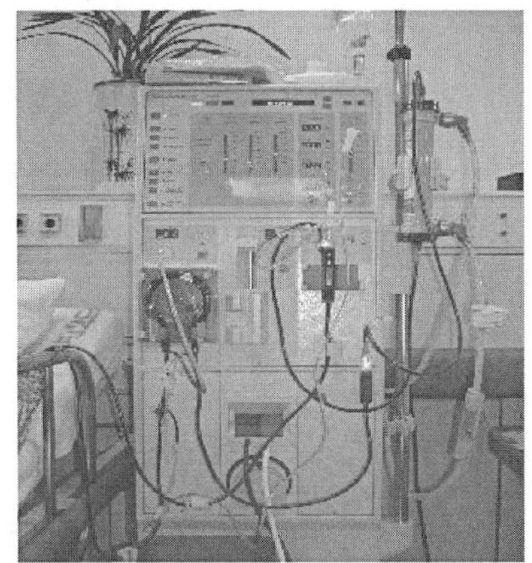

▶ 〔사진 5-6〕 혈액투석 기계의 모습

### [Q] 언제 투석 요법을 시작하나요?

➤➤➤ 신장이 몸 안의 수분과 요독물질을 효과적으로 제거하지 못하여
건강한 생활을 하기가 어려우면 투석을 시작한다. 이것은 남아 있는 신
장기능이 정상의 10~15% 정도일 때로 메슥거림과 구토, 부종, 피곤함
등의 증상이 있다. 그러나 환자에 따라서는 높은 요독수치에도 불구하고
증상을 느끼지 못할 수도 있다.

언제 투석 요법을 시작할지는 담당 의사와 상의한 후 결정한다.

[Q] 투석기가 어떻게 혈액을 걸러 주나요?

➤➤➤ 환자의 혈액이 투석기의 투석막을 통과하면서 투석이 이뤄지게 된다. 투석막은 두 부분으로 나뉘어져 있다. 환자의 혈액이 지나가는 부분과 투석액이 지나가는 부분이 있고 그 사이에 투석막이 놓여 있다. 환자의 혈액 성분 중에서 단백질과 혈구 등 혈액 내의 중요 성분은 투석막을 통과하지 못한다. 작은 크기의 요독물질과 전해질 등은 투석막을 통과하여 환자의 혈액부분에서 투석액쪽으로 스며들게 된다. 이 때 수분의 이동도 같이 이뤄진다.


[Q] 혈액투석 요법은 어디서 하나요?

➤➤➤ 혈액투석은 혈액투석실이 구비된 병원에서 한다. 투석기계를 구입하여 집에서도 할 수 있다. 그러나 우리 나라에서는 가정투석이 아직 일반화되어 있지는 않다.


[Q] 혈액투석을 할 때 시간이 얼마나 걸리나요?

➤➤➤ 혈액투석 시간은 환자의 상태에 따라 다르다. 대개 1회 투석시간은 4~5시간 가량으로 1주일에 3회 시행하지만 환자의 상태에 따라 조금씩 달라진다.

[Q] **혈액투석은 많이 힘들다고 하는데 정말 그런가요?**

➤➤➤ 혈액투석을 하려면 환자의 팔 피부 밑에 만들어 놓은 '동정맥 연결'이라고 하는 혈관을 바늘로 찔러야 한다. 혈액투석을 할 때마다 매번 바늘로 찔러야 하므로 불편할 수 있으나 대개의 환자들은 익숙해진다. 국소 도포하는 마취용 크림을 사용하면 혈액투석시의 불편한 증상들을 줄일 수 있다. 혈액투석중에 일어날 수 있는 증상들로는 두통, 현기증, 근육경련 등이 있다.

투석중에 무리한 수분제거를 하지 않도록 체중이 늘지 않게 환자 자신의 노력도 필요하다.


[Q] **혈액투석로 혹은 혈관장치란 무엇인가요?**

➤➤➤ 환자의 혈관에서 투석기까지 혈액을 흐르게 하려면 대개 가느다란 플라스틱 도관을 이용하게 된다. 환자 팔의 혈관에 바늘을 찔러서 도관으로 혈액을 연결하고 투석기를 통하여 걸러진 혈액은 다시 환자의 혈관으로 되돌아가게 된다. 이 때 수 시간의 투석과정을 견디기 위한 환자의 큰 혈관, 즉 혈액투석장치 혹은 혈관장치가 필요하다. 혈액투석로는 다음의 여러 가지 종류가 있다.

- 동정맥 연결 : 환자의 동맥과 정맥을 연결하여 만든 큰 혈관
- 인조혈관 : 가느다란 플라스틱 재질의 합성 혈관을 이용하여 동맥과 정맥을 연결하여 만든 혈관

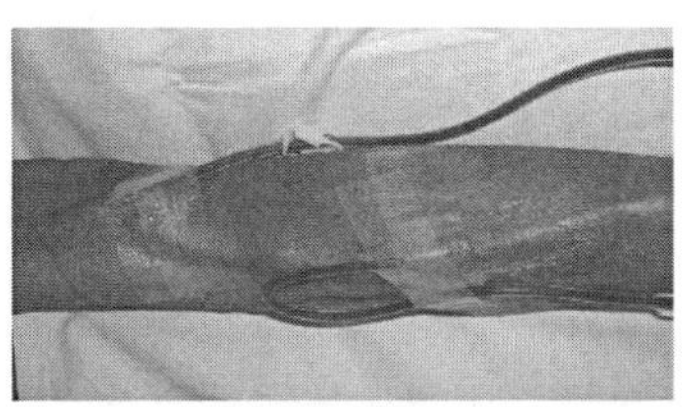

▶ 〔사진 5-7〕 동정맥 연결을 이용하여 혈액투석기에 연결한 모습

- 도관 혹은 카테터 : 환자의 큰 혈관을 직접 관통하여 투석이 가능하게 하는 Y자 모양의 플라스틱 관

## [Q] 혈액투석로의 관리는 어떻게 하나요?

➤➤➤ 환자가 동정맥 연결이나 인조혈관, 카테터 도관 중 어느 것을 가지고 있든 꾸준한 관리가 필요하다. 동정맥 연결과 인조혈관은 팔의 피부를 청결하게 유지하여야 한다. 혈액투석을 하기 전에 항균비누로 깨끗이 씻고 피부를 긁거나 상처의 딱지를 떼면 안 된다. 혈관장치가 있는 팔이 붓거나 붉은 색으로 홍조를 띠거나 열감이 있어 뜨끈뜨끈하거나 통증이 있으면 바로 의료진에게 알려야 한다.

혈액투석을 할 때에는 바늘의 위치를 바꿔가며 해야 한다. 카테터 도관의 경우는 항상 깨끗하게 소독하고 젖지 않도록 주의한다.

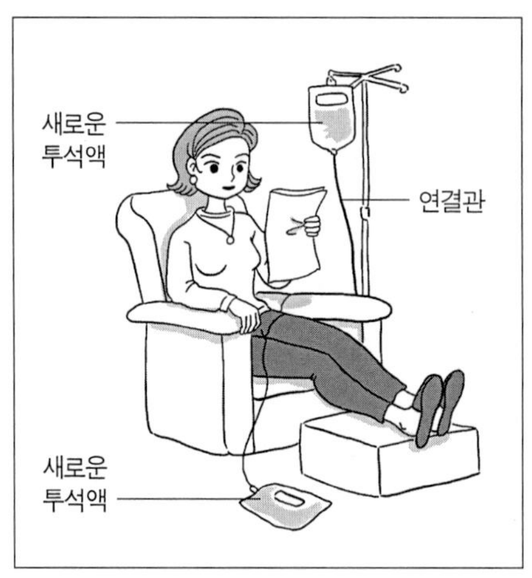


이와 같이 잘 관리한 경우라고 해도 혈관장치에 문제가 발생할 수 있다. 감염은 적절한 항생제를 투여하고, 혈관장치가 막히면 적절한 약물 치료로 해결할 수 있을 것이다.

## 복막투석

### [Q] 복막투석이란 무엇인가요?

➤➤➤ 혈액투석은 투석의 과정이 몸 밖에서 기계를 이용하여 이뤄진다면, 복막투석은 몸 안에서 투석의 과정이 이뤄지는 것을 말한다.

복막투석은 환자의 배에 설치된 관을 통해서 복강 내에 용액(투석액)을 주입하고 일정한 시간이 흐른 후에 다시 비우는(배액) 과정을 반복함으로써 노폐물을 제거한다.

복막투석도 혈액투석과 마찬가지로 투석이 이뤄지기 위해서는 몸에 장치가 필요하다.

뱃속에 가느다란 플라스틱 도관을 넣는데 이것은 환자의 몸 안과 몸밖을 연결해주는 장치이다. 도관 삽입 수술은 약 1시간 정도의 간단한 국소마취 수술로, 배꼽 아래 왼쪽에 도관이 삽입된다. 수술 후 1~2주일 이후부터는 도관을 사용하여 복막투석을 할 수 있다. 복막투석은 복막투석액이라고 하는 용액을 복강 내로 집어 넣고 다시 빼는 과정이다. 그러면 복강 내의 투석액으로 요독물질과 수분이 제거되게 된다.

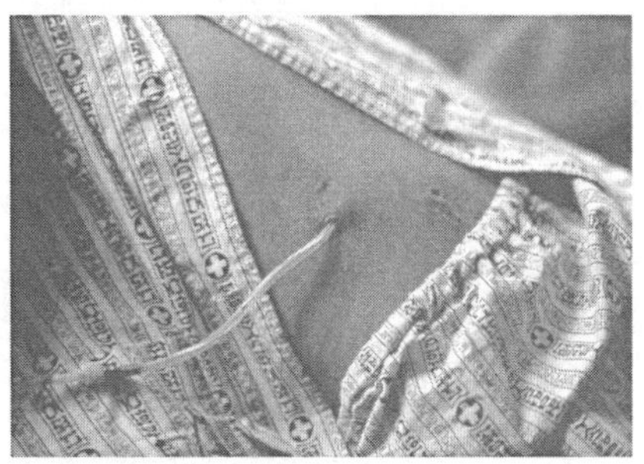

▶ [사진 5-8] 복막투석 도관을 설치한 모습

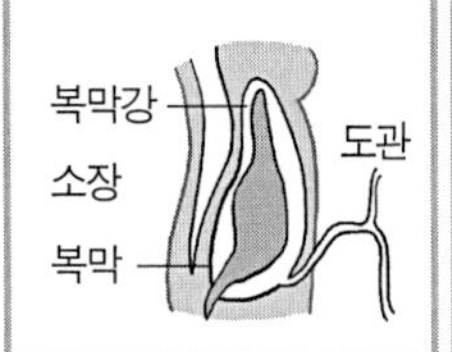


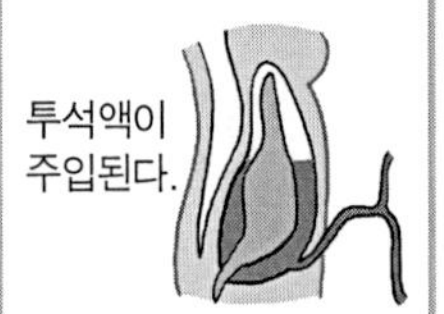


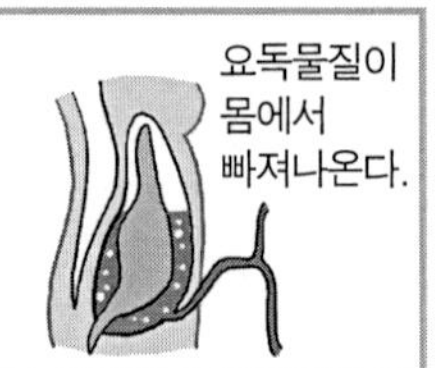


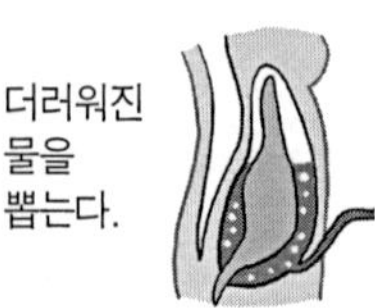


## [Q] 복막투석은 어떻게 하나요?

➤➤➤ 복막투석도 여러 종류가 있다. 대개는 2*l*의 투석액을 하루 4~5회 교환해 준다. 복막투석은 주로 가정에서 행해지며, 병원에는 검사와 진찰·투약 등을 위해 월 1회 정도만 방문하게 된다.

투석액을 1번 교환할 때 걸리는 시간은 약 30분 가량이다. 교환 이외의 시간에는 복강 내에 투석액을 넣고 다닌다. 교환시 새로운 투석액을 복강 내에 넣기 전에 이미 복강 내에 있던 투석액을 빼내고 새로운 투석액을 복강 내로 넣는다. 그러면 1번 주입한 투석액은 다음 배액 때까지 4~5시간 가량 복강 내에 있게 된다. 이 시간 동안 환자는 일상생활을 할 수 있다.

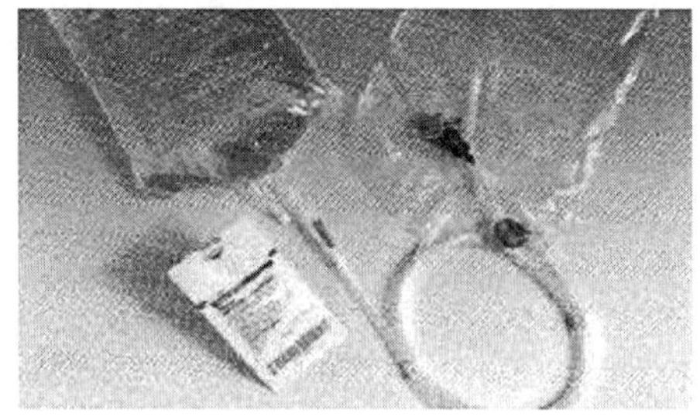

▶ 〔사진 5-9〕 복막투석 세트

## [Q] 복막투석은 어떤 종류가 있나요?

➤➤➤ 복막투석에도 투석하는 시간과 방법에 따라 몇 가지 종류가 있다. 지속성 외래 복막투석(CAPD : Continuous Ambulatory Peritoneal Dialysis) 방식은 가장 일반적인 방식으로 하루 4회, 즉 기상 후, 점

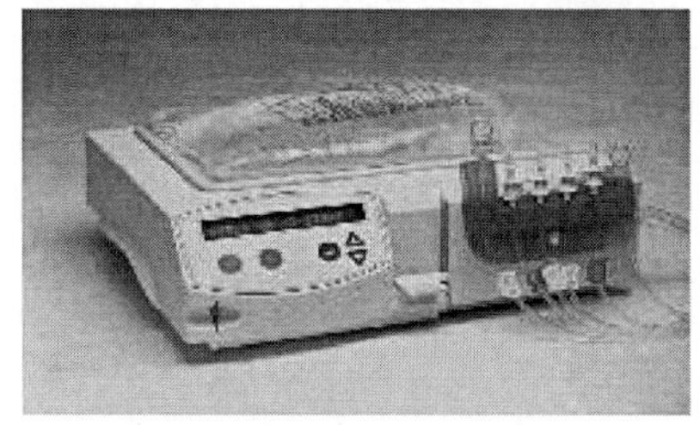

▶ 〔사진 5-10〕 자동 복막투석기의 모습

심, 저녁, 취침 전에 수동으로 투석액 교환을 하게 된다.

자동 복막투석(APD) 혹은 야간 복막투석(CCPD : Continuous Cycling Peritoneal Dialysis) 방식은 자동 교환기(cycler)라는 기계를 사용하여 밤에 취침하는 도중에 4~7회의 투석액 교환을 해주고 낮에는 교환을 하지 않아 자유롭게 활동할 수 있는 방법이다. 투석액 주입과 배액은 기계가 하지만 처음 시작할 때 기계와 투석액을 연결하는 것과 다 끝나고 난 뒤 기계와 투석액 백의 연결을 제거하는 것은 환자가 해야 한다.

〈투석 선택시 고려해야 할 사항들〉

- 혈액투석은 대개 투석센터에서 행해지므로 외래 통원을 1주일에 3회 한다. 반면에 복막투석은 대개 1달에 1번 정도 외래 통원을 할 수 있다. 따라서 환자가 투석센터에서 비교적 멀리 떨어진 곳이나 섬에 거주할 경우에는 통원 횟수도 고려해야 한다.
- 투석 환자들은 직장에서 은퇴하였거나 실직 상태인 경우가 많다. 그러나 젊은 환자는 직업을 가지고 있으므로 이때 직업은 투석방법을 선정할 때 고려해야 할 중요한 요소이다.

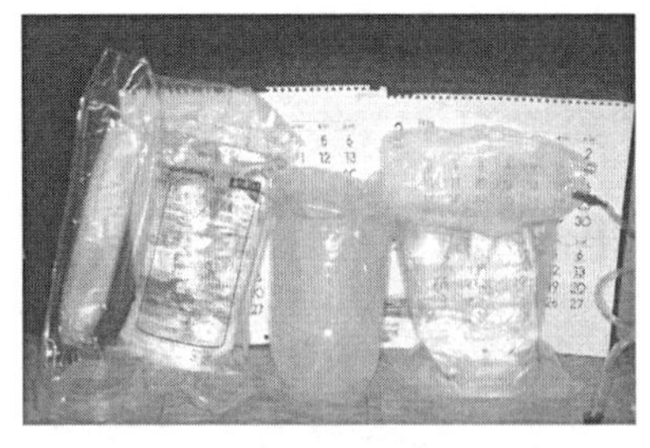

▶ 〔사진 5-11〕 복막투석액의 모습(왼쪽 : 배출된 복막투석액, 중간 : 복막염 환자의 복막투석액 - 뿌옇다, 오른쪽 : 주입 전의 복막투석액〉

어느 투석방법을 선택해도 직업을 가질 수 있지만 그러기 위해서는 환자에게 충분한 동기가 부여되어야 한다. 혈액투석 환자의 경우에는 주간에 근무하고 야간에 투석을 하는 센터를 찾아가서 1번에 4시간 투석을 할 수 있으나, 모든 병원에서 야간투석을 하는 것은 아니므로 제한적으로만 가능하다.

복막투석의 경우에는 직업을 갖고자 하거나 학업중인 경우에 고려해 볼 만하다. 이 경우 출근하기 전이나 퇴근 후에 투석액 교환을 하고 근무중에 1번 투석액 교환을 하면 된다. 특히 자동 복막투석을 시행하는 경우에는 주간에 일하는 도중에 투석액 교환을 하지 않아도 되므로 직업을 가지고자 할 경우나 학업을 수행하는 학생이나 어린이의 경우 먼저 고려해볼 만하다.

● 대부분의 환자는 치료방법의 특성을 잘 이해하고 환자 자신의 취향이나 생활 양상 및 직장 또는 하는 일, 가족의 도움, 경제적 여건 등에 따라 자신에게 맞는 방법을 선택하고 있다. 그러나 의학적으로 복막투석을 선택하는 것이 좋은 경우가 있고 또 복막투석을 효과적으로 수행하기가 어려워 혈액투석을 해야 하는 경우도 있다.

● 복막투석의 장점으로는 환자의 자율성이 높고, 투석방법이 비교적 단순하고 혈액투석과 비교하여 주사 바늘에 찔리는 불안감이 없으며, 집에서 자가 치료가 가능하다는 점이다. 또한 꾸준히 노폐물이 제거되므로 혈액투석에 비해 식사나 수분 섭취에 제한이 적은 편이

다. 치료시간의 측면에서 환자가 소비하는 시간은 주당 평균 14시간 (1회 30분×4회×7일)으로서 혈액투석과 큰 차이가 없으나, 병원으로 의 이동시간이 필요 없고, 교환 시기를 환자 스스로 조절할 수 있다.

- 복막투석시 고려해야 할 단점으로는 심리적인 측면에서 2주일 내지 3주일에 걸친 초기 교육 후에 스스로 투석 치료를 해야 하므로 의료 진이나 동료 환자들로부터의 지원을 받지 못하게 되어 고립되기 쉬 운데 이것은 노인에게서 문제가 될 수 있다. 또한 혼자서 하는 치료 는 환자를 쉽게 지치게 하며, 젊은 여성의 경우에는 배에 있는 도관 이 스트레스로 작용할 수 있다.

- 말기신부전 환자에서 가장 적절한 치료 형태를 결정하기 위해서는 환자에게 각 치료방법의 장단점을 충분히 설명하고 환자의 의학 적 · 사회적 상황과 지역사회의 치료 시설 등을 고려하여 환자 스스 로 선택할 수 있도록 해야 한다. 그러나 투석방법이 결정된 후에도 치료방법이 적절하지 않다고 생각되면 다른 투석방법으로 바꿀 수 있다. 최근에는 어느 한 치료방법만 고집하는 것이 아니라 혈액투 석, 복막투석, 신장이식 등 각각의 장단점을 고려한 통합적인 치료 로 나아가는 추세이다. 그러므로 환자들은 지속적으로 의료진과의 의견 교환을 통하여 자신에게 가장 적절한 치료방법이 무엇인지 알 아봐야 한다.

① 혈관 접근로 확보가 어려운 환자(특히 고령의 당뇨병 환자)인 경우
② 혈액투석시 심한 저혈압을 보이는 심혈관계 불안정 환자, 심한 심부전 등 심장질환을 가지고 있는 경우
③ 수혈을 거부하는 환자들(종교로 인한 경우를 예로 들 수 있다)인 경우
④ 소아인 경우
⑤ 제1형 당뇨병 환자인 경우
⑥ 환자가 독립적인 성격으로 구속받기 싫어하고 자율적으로 여행하는 등 자유로운 스케줄 관리를 원하는 경우
⑦ 혈액투석센터를 인근에서 찾기 힘든 경우
⑧ 투석을 받더라도 현재 자기 소변량이 하루 500m$l$ 이상 유지되는 경우
⑨ 다른 사람에게 전파시킬 수 있는 질환을 가지고 있는 경우
⑩ 출혈성 질환인 경우



① 활동성 장질환, 게실염, 탈장 등 복부질환을 가지고 있거나 대장루 등을 가지고 있는 경우
② 전에 복부 수술로 복막 유착이 심하거나 상염색체성 다낭성 신질환으로 복강 용적이 작은 경우
③ 복부에 큰 수술을 받은 경우
④ 지적 장애나 육체적으로 장애가 있는데 주위에 간호해줄 사람을 구할 수 없는 경우
⑤ 정신병의 병력이 있거나 치매 환자인 경우
⑥ 의존적인 성격인 경우
⑦ 위생 상태가 불량한 경우
⑧ 중증의 비만인 경우

⑨ 체격이 큰 경우
⑩ 만성 폐쇄성 호흡기질환인 경우
⑪ 일정 수준 이상의 시력 저하인 경우

## 신장이식

신장이식은 말기신부전 환자가 가장 선호하는 신대치 요법이다.

이식은 많은 이점이 있다. 투석 치료에 의한 요독 제거는 정상 신장의 10~12%에 불과하여 빈혈, 발기부전, 무월경 등 요독증에 의한 합병증들이 해결되지 못하고 투석시간에 얽매어 생활 및 활동의 제약이 있다. 그러나 신장이식은 투석에 따르는 불편함이 없고 식이제한도 거의 없다. 또한 이식 후 삶의 질이 좋아지고, 투석 요법을 받는 것보다 비용도 덜 든다.

투석 치료는 1달에 약 40만 원의 치료비가 지속적으로 들어간다. 그러나 신장이식은 이식수술 전후로 약 1,200만 원의 목돈이 필요하고 이식 초기에 면역억제제 값이 많이 들어가지만 그 후 면역억제제의 투여량이 줄면서 이식 후 2년에서 3년이 경과하게 되면 투석 치료보다 전체 진료비가 적게 든다. 환자가 이식을 원하면 담당 의료진과의 상담을 통하여 성공적인 이식이 이뤄질 수 있도록 한다.

## [Q] 신장이식이란 무엇인가요?

➤➤➤ 신장이식은 말기신부전 환자가 건강한 사람으로부터 새로운 건강한 1개의 신장을 제공받아 수술받는 것을 말한다. 신장이식은 말기신

부전 환자의 신대치 요법으로 많은 이식센터에서 시행되고 있다. 우리 나라에서는 1969년에 처음으로 신장이식이 시작되어 17,000명에 이르는 신부전 환자들이 신장이식을 받았다(2000년 기준).

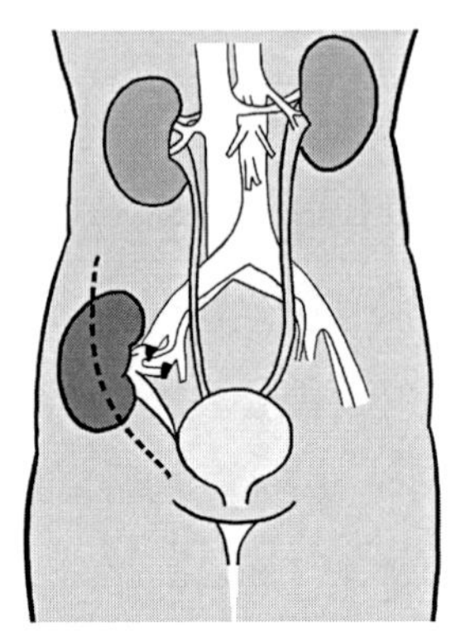

▶ 신장이식의 모습 : 자신의 병든 신장은 놔둔 채 새로운 신장을 아랫배에 이식한다.

우리 나라에서 한 해에 투석을 받는 전체 환자는 20,524명인데 해마다 600~1000명 정도의 환자가 신장이식을 받고 있으며 이식신장 생존율은 94.9%이다. 신장이식을 위한 신장공여는 생체와 뇌사자로부터 받을 수 있으며, 면역억제제의 발달로 인해 성공률은 높은 수준이다.

[Q] 이식을 하면 투석하기 이전처럼 생활할 수 있나요?

➤➤➤ 이식을 하면 많은 환자들이 투석 이전의 생활로 돌아갈 수 있다. 그러나 이식에 따른 면역억제제의 복용과 부작용에 대해 알고 있어야 한다. 이식 후에도 병원에 와서 진찰 받고 투약 받아야 하며, 어떤 경우는 부작용을 감수해야 하는 경우도 많다.

이식에 관한 최종 결정은 환자 스스로 내리는 것이지만 이식 후의 문제점에 대해서 충분히 알고 있어야 한다.

[Q] 이식의 종류에는 두 가지가 있다고 하던데요?

➤➤➤ 이식의 종류는 공여하는 신장의 종류에 따라 두 가지로 나뉘어진다. 생체이식(living donor)과 사체이식(non-living donor)이다. 생체이식은 가까운 가족이나 배우자, 친구로부터 공여를 받고 성공률이 높기 때문에 더 선호된다.

사체이식은 죽은 사람으로부터 장기를 공여 받는 것으로 대기자 명단에 올린 후 기다리는 시간도 오래 걸리고 성공률도 생체이식에 비해 떨어져서 우선으로 선호되지는 않다.


[Q] 어떤 환자가 이식을 받을 수 있나요?

➤➤➤ 전신마취와 수술을 감당할 수 있을 정도의 건강 상태라면 가능하다. 이식 후 면역억제제의 복용이 매우 중요하므로 약물 복용과 꾸준한 외래진료를 받을 수 있는 성실한 환자이어야 한다.

나이 자체는 이식을 받는데 장애가 되지 않는다. 60대 환자도 제한 없이 이식을 하며, 건강한 70~80대에서도 이식이 시행되는 경우가 있다. 단지 고령에 따라 증가하는 심혈관질환이나 악성종양의 여부에 대하여 다른 환자보다는 세심한 검사가 필요하다. 또한 면역기능의 저하 및 이로 인한 이식 후 세균 감염의 증가 위험성도 노인에게서는 고려해야 할 사항이다.

당뇨병 환자에게도 신장이식은 활발히 시행되고 있다. 단지 당뇨병 환자의 경우 심장에 혈액을 공급하는 심장동맥이 동맥경화로 좁아져 있다면 이식 후 심장병으로 인한 사망률이 높기 때문에 수술 전 심장동맥질환에 대한 철저한 검사가 필요하다. 결과에 따라서 이식을 시행할 수 없을 수도 있다.


## [Q] 이식 전에 어떤 준비를 해야 하나요?

➤➤➤ 담당 의사로부터 수술에 따른 위험에 대해 설명을 들어야 한다. 그리고 이식 코디네이터와 만나 이식수술 전후로 필요한 사항을 들어야 한다. 이미 이식수술을 받은 환자와의 만남도 도움이 될 수 있다. 환자는 다음의 검사를 미리 시행하여야 한다.

- 내과적 병력 기록
- 혈액 검사, 혈액응고 검사, 간기능 등 일반화학 검사, 바이러스 검사
- 혈액형 검사
- 조직형 검사, 교차반응 검사
- 감염증에 대한 검사
- 흉부 X-선 검사
- 심전도 검사

일부 환자는 더 많은 검사가 필요하다. 당뇨병 환자, 고령의 환자, 흉통이나 호흡곤란이 있는 환자인 경우에는 심장에 대한 정밀 검사를 받아야 한다.

여성의 경우에는 자궁암 검사가 이뤄져야 하고, 남성의 경우에는 전립선 검사가 이뤄져야 하며, 방광기능에 문제가 있는 경우도 이에 대한 검사가 수술 전에 이뤄져야 한다. 구강 상태를 살피기 위해 치과 진료도 필

요하다.

혈액형이 다르면 이식신장에 치명적인 초급성 거부반응이 발생하여 수술 후 금방 이식신장이 망가진다. 따라서 수혈하는 방식에 준하여 신장공여자와 환자 간에 혈액형을 맞추어야 한다. 기본적으로 동일한 혈액형은 문제가 없다. 또한 혈액형 O형 공여자는 모든 혈액형의 환자에게 장기를 공급할 수 있고, 혈액형 AB형 환자는 모든 혈액형의 신장을 받을 수 있다.

사람은 부모로부터 물려받은 각자에게 고유한 조직형이 있다. 부모, 자식, 형제와 같은 가족관계에 있는 사람 간에는 조직형이 50% 또는 100% 동일할 확률이 크나 혈연관계가 없는 사람 간에 조직형이 가까울 확률은 매우 낮다. 따라서 조직형이 다를수록 이식한 신장에 대한 거부반응이 강력하게 일어나므로 신장공여자와 환자의 조직형을 검사하여 양자간의 조직적합성을 아는 것은 필수사항이다.


## [Q] 거부반응이란 무엇인가요?

➤➤➤ 신장이식 후에 가장 흔히 경험하는 합병증이다. 우리 몸은 세균과 같은 외부 침입자에 대해 우리 몸을 지키고자 하는 정상적인 방어기전이 있다. 이를 면역체계라고 한다. 이것은 외부물질을 침입자로 간주하여 인식하는 단계부터 침입자를 파괴하여 없애고 다시 같은 침입자가 침범했을 때 대비하는 단계까지 일사불란하게 이뤄진다.

신장이식을 받은 환자는 다른 사람의 신장에 의해서 이러한 면역체계가 작동되므로 이식 받은 신장이 손상 받지 않도록 약물(면역억제제)을 복용해야 한다.

이식 환자가 복용해야 하는 면역억제제는 여러 가지가 있다.


## [Q] 면역억제제는 어떤 부작용을 일으키나요?

➤➤➤ 부작용의 종류는 매우 다양하다. 약제 자체의 부작용도 있지만 면역체제가 억제됨으로써 일어나는 2차적인 문제들이 있다. 다행히 이러한 문제들은 대부분의 환자에서 치료가 가능하다. 부작용이 일단 생기면 약의 용량이나 종류를 바꾸기도 한다. 면역체계가 억제되면서 저항력이 떨어져 각종 감염증이 생길 가능성이 높아지고 드물게는 염증 치료를 위해서 면역억제제를 끊을 수도 있다.


## [Q] 신장이식 후에도 식이 요법이 필요한가요?

➤➤➤ 신장이식 후에도 식이 요법이 필요하지만 투석을 하는 환자처럼 엄격하지는 않다. 이식 후 시기별로 담당 의료진, 영양사와 상담해야 한다.

이식 후 복용하기 시작하는 면역억제제는 식사에 의해 약물효과가 영향을 받을 수 있다. 따라서 식이 요법과 복용법을 미리 숙지해야 한다.


## [Q] 신장 기증에 관해 궁금한데요?

➤➤➤ 생체이식의 경우 가까운 형제, 배우자, 친구들이 신장을 기증하게 된다. 이들에게 신장 기증은 매우 힘든 결정이며 사랑하는 사람을 위

한 숭고한 희생정신이 있어야 가능하다. 우리 주변에 장기 기증과 관련하여 아름다운 이야기를 종종 접하게 된다. 이러한 마음이 신장을 기증받는 환자에게도 전달되어 건강한 삶을 유지하고자 하는 동기부여가 될수 있다.


## [Q] 생체이식이란 어떤 것인가요?

➤➤➤ 생체이식이란 건강한 사람의 장기를 떼어서 환자의 몸 안에 옮겨 수술함으로써 환자의 손상된 장기를 대신해 주는 것을 말한다. 장기를 기증하는 사람은 부모, 자식, 형제, 자매와 같은 혈연관계의 가족과 배우자나 가까운 친구도 될 수 있다. 생체이식의 가장 흔한 경우가 신장이식이다.

사람은 2개의 신장을 가지고 있고, 1개의 신장만으로도 정상적인 건강한 삶을 유지할 수 있다. 그러나 폐, 간, 췌장과 같은 다른 장기의 경우는 장기의 일부를 떼어서 이식을 하게 된다.

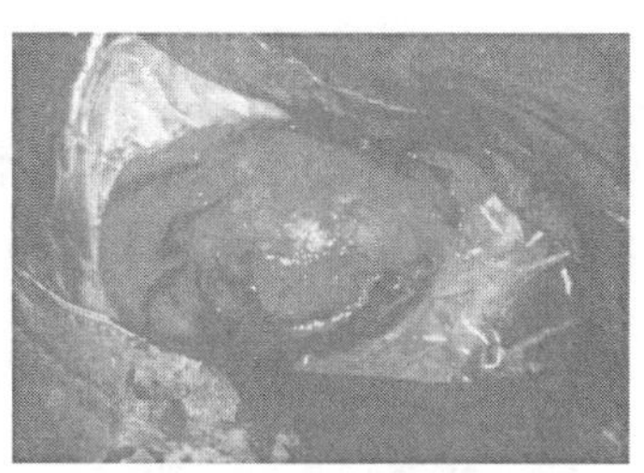

▶ 〔사진 5-12〕 생체이식수술 모습 : 이식을 위해 신장을 준비하고 있다.


## [Q] 생체이식의 장점은 무엇인가요?

➤➤➤ 생체이식은 사체이식에 비해 많은 장점을 가지고 있다. 생체이식은 가까운 혈연관계로부터 신장을 기증 받는 경우가 많으므로 거부반응

이 일어날 가능성이 낮다.

사체이식의 경우 대기자 명단에서 기다려야 하므로 언제 수술받게 될지를 예상하기가 어렵지만 생체이식의 경우 원하는 스케줄대로 계획하여 이식수술을 받을 수 있다. 사체이식의 경우 수술 후 며칠에서 몇 주가 지나야 비로소 이식된 신장이 기능을 시작하는데 생체이식의 경우 수술 직후부터 이식된 신장이 기능을 시작한다.

## [Q] 어떤 사람이 신장을 기증할 수 있나요?

▶▶▶ 공여자의 연령은 18세 이상 60세 미만이다. 혈액형이 환자와 동일하여야 하고 조직형도 일치하는 것이 좋다. 공여자는 2개의 신장기능이 모두 정상이어야 한다. 또 전신 마취와 수술을 받을 수 있을 정도로 각 장기의 기능이 건강해야 하고 유전질환이나 정신질환이 없어야 한다.

대부분의 생체 신장공여자는 부모, 자식, 형제와 같은 혈연관계가 있는 가족이었고 지금도 그렇다. 이것은 가족 간의 조직적합성이 좋을 확률이 혈연관계가 없는 타인보다 훨씬 높고 따라서 이식 결과도 좋기 때문이다.

그러나 최근 신장이식 후 복용하는 면역억제제가 발달하여 환자와 조직적합성이 떨어지는 생체 신장이식의 성적이 조직적합성이 뛰어난 사체 신장이식보다 좋아지고 있다. 이러한 이유로 이식을 원하는 환자에 비하여 신장공여자가 부족한 상황 속에서 비혈연 간의 신장이식이 증가하고 있다.

## [Q] 혈연관계가 아닌 사람도 신장을 기증할 수 있나요?

➤➤➤ 조직형이 맞지 않는 비혈연관계도 신장이식을 할 수 있다.

배우자나 가까운 친구가 기증하는 경우 정신적으로 가까운 유대관계로 인해 환자가 이식 후 관리를 잘하여 건강을 유지하는 경우를 종종 경험한다.

그러나 금전적 보상에 의하여 이루어지는 모든 종류의 생체 신장공여는 우리 나라에서는 불법이다. 이러한 상업적인 신장공여를 예방하기 위하여 모든 생체 신장공여는 보건복지부 산하의 국립장기이식관리센터(KONOS : Korea Network for Organ Sharing)의 승인이 있어야 된다.

법률적으로 16세 이상부터 장기 기증이 가능하다. 그러나 16세 이상 20세 미만의 기증자는 배우자, 직계존비속, 형제자매, 그리고 4촌 이내의 친족에게만 신장을 기증할 수 있다. 그리고 20세 이상에서는 친족 이외의 다른 사람에게도 장기를 기증할 수 있다.

신장공여자는 장기이식 담당 간호사(장기이식 코디네이터라고도 한다)와 면담 후 장기 기증의 순수성 평가와 공여자와 환자 간의 관계 확인을 위하여 사회사업과에 의뢰된다.

이때 관계증명을 위하여 주민등록등본, 호적등본, 기타 서류 예를 들면 학교 동창임을 증명하기 위한 졸업증명서 등이 필요하다. 면담 후 기증자는 자신의 이식대상자를 선정하는 장기이식대상자 선정승인신청서, 이식대상자를 선정한 이유를 밝히는 선정사유서, 그리고 본인과 선순위 보호자 2명의 신장기증 동의서를 제출한다.

제출된 서류와 사회사업과에서 면담 결과를 작성한 상담평가서를 국립장기이식관리센터로 발송하고 국립장기이식관리센터가 제반 서류를 검토하여 장기이식 대상자 선정승인서를 해당 병원에 발송함으로써 승인이 이루어진다.


## [Q] 공여자가 1개의 신장을 떼어내는 경우 건강에는 이상이 없나요?

➤➤➤ 1개의 신장으로도 건강한 삶을 유지하는데 아무런 문제가 없다. 공여자가 수술에서 회복한 후 자신의 삶을 이어나가는 데는 지장이 없다. 보통 수술 후 회복기간은 길지 않으며 일상 생활로 돌아오는데 2~6주일 가량이 걸린다.


## [Q] 생체이식은 항상 성공하나요?

➤➤➤ 생체이식은 성공률이 높다. 그러나 문제는 항상 발생할 수 있다. 때때로 거부반응으로 이식 받은 신장을 잃을 수 있고 원래 갖고 있던 신장질환이 재발하여 이식 받은 신장을 손상시키기도 한다.


## [Q] 신장이식을 받은 경우 주의할 점으로 어떤 것이 있나요?

➤➤➤ 이식된 신장은 아랫배에 위치한다. 따라서 물리적인 힘에 의해 손상 당할 가능성이 높다. 그러므로 격렬한 몸싸움을 하는 운동은 피해야 한다.

## [Q] 이식 후에 살이 찐다고 하던데요?

▸▸▸ 많은 환자들이 이식 후에 입맛이 좋고 살이 찐다고 한다. 그러므로 과체중이 되지 않도록 고칼로리의 음식의 섭취를 피해야만 한다. 다시 말해서 야채와 과일, 생선, 저지방 식품, 무설탕 음료 등으로 칼로리 제한을 해야 한다. 체중이 늘면 심장질환, 당뇨병, 고혈압 등의 문제들이 발생되기 시작한다.

만일 체중이 지나치게 늘었다면 운동량을 늘리고 저칼로리 식단으로 체중을 조절해야 한다. 혈중 콜레스테롤과 중성지방 수치가 높은 경우에는 심장질환의 가능성이 높아지므로 이들이 낮은 음식들을 섭취해야 한다.

스테로이드와 같은 면역억제제의 복용으로 당뇨병이 발생하는 경우가 있는데 이러한 경우에는 탄수화물 음식의 섭취도 제한해야 한다. 스테로이드는 또 몸 안에 수분을 쌓이게 하므로 저염 식사습관도 유지하는 것이 좋다. 저염 식사는 고혈압 조절에도 좋다. 단백질 음식은 이식수술 후의 회복 등에 꼭 필요한 영양소이므로 충분히 섭취하고 수술이 회복된 후에는 섭취량을 조금 줄인다.


## [Q] 이식 대기가 무엇인가요?

▸▸▸ 말기신부전 환자가 이식을 원하지만 공여자가 없어서 이식 받지 못하는 경우, 사체이식을 받게 되는데 국가에서 환자와 사망공여자의 혈액형과 조직형을 관리하여 일치하는 경우 이식을 받을 수 있도록 하고 있다. 대기자는 많고 조직형이 맞을 확률이 낮아서 수년 이상 기다려야 하고 기회가 오지 않기도 한다.

## [Q] 사체공여에 대해 더 알고 싶은데요

**➤➤➤** 대부분의 사체 신장공여자는 뇌사 환자이다.

뇌사 환자란 비록 심장은 뛰고 있지만 뇌의 모든 기능이 정지된 환자이다. 주로 교통사고, 뇌졸중, 뇌암 환자들이 뇌사상태에 빠지는 경우가 많다. 뇌사의 진단은 각 병원에 구성된 뇌사판정위원회에서 매우 엄밀한 기준에 의거하여 대단히 신중하게 이루어진다.

뇌사가 진단되고 뇌사 환자의 보호자가 장기 기증에 동의하고 장기 기증에 장애가 되는 의학적 요인들이 없으면 뇌사 환자의 혈액형과 조직적합성 검사가 시행되고, 장기 적출팀에 의하여 수술실에서 이식될 장기들이 뇌사 환자로부터 제거되어 냉동보관 된다. 현재 혈액투석이나 복막투석을 받고 있거나 투석을 받고 있지 않아도 이미 신장기능이 많이 감소하였고 가까운 장래에 말기신부전에 도달할 것으로 담당의사가 판단하면 등록할 수 있다.

등록 과정을 보면 우선 의사의 진단을 받고 앞에서 언급한 것과 같은 검사를 통하여 환자에게 이식에 장애가 될 수 있는 문제에 대한 검사를 한다. 검사가 완료되면 이식을 희망하는 병원에 이식대상자로 등록을 하고 병원을 통하여 국립장기이식센터에 등록을 하면 이식대기자 등록번호가 발급된다.

국립장기이식센터에 등록된 환자들의 이식대기기간, 조직적합성 정도, 조직적합성 교차반응 검사 결과, 혈액형 등의 기준에 따라 최우선 순위의 환자와 수명의 다음 순위의 환자들을 선정한다. 선정된 환자와 뇌사 환자 간에 조직적합성 교차반응 검사를 시행하여 이상이 없으면 수술 및 마취에 필요한 몇 가지 검사를 한 후 이식수술을 시행한다. 조직적합성 교차반응 검사나 다른 검사의 이상으로 최우선 순위의 환자가 수술을 못 할 경우 다음 순위 환자에게 기회가 주어진다.

## | 여 행 |

**[Q] 혈액투석 환자가 여행할 때 주의할 점은 무엇인가요?**

➠ 대부분 투석실의 의료진은 환자들이 여행을 위해 다른 투석실로 전원하는 것에 매우 익숙하다. 의료진은 전원하는 투석실에 환자 치료에 지장이 없게 하기 위해서 다음의 정보를 알려주게 된다.

- 환자가 원하는 정확한 치료 날짜와 기간
- 환자의 이름, 주소, 연락처
- 병력, 최근 환자의 상태를 기록한 기록지
- 최근의 검사자료
- 최근의 혈액투석 기록지
- 혈관장치의 종류
- 투석중 특별히 필요한 치료
- 환자 전신상태에 대한 정보
- 환자의 보험상태
- 환자가 머무를 구체적인 장소에 대한 정보
- 환자가 복용중인 약물 목록

환자는 자신의 치료를 위해 전원하는 투석실에 대한 정보를 다음과 같이 문의해볼 수 있다.

- 투석실의 시작과 종료 시각은 언제인가?
- 투석에 걸리는 평균 시간은 얼마인가?
- 복용하던 모든 약물을 처방을 받을 수 있는지 여부?
- 어떤 종류의 투석기를 사용하는가?
- 환자가 원래 사용하던 같은 종류의 투석기를 사용할 수 있는가?
- 투석 필터가 재사용되고 있는지 여부?
- 국소 마취제를 사용할 수 있는가?
- 투석중 식사가 허락되는가?
- 투석실을 찾아가는 게 어렵지 않은가? 대중교통을 이용할 수 있는가?
- 간호사 1명당 환자 수가 몇 명인가?

여행 중에 갑작스럽게 아플 수가 있다. 이때를 대비해 미리 다음의 내용들을 준비해 놓아야 한다.

- 환자가 여행할 계획을 가족들에게 미리 알린다.
- 환자의 병명과 담당 의료진의 응급 전화번호를 가지고 여행을 간다.
- 여행지에 환자의 건강상태를 알고 있는 사람과 미리 연락해 놓는다.
- 여행중 약이 모자라지 않도록 충분히 갖고 간다. 가방을 잃어버릴 수도 있으므로 여분의 약은 다른 가방에 보관한다. 또한 복용하고 있는 약물 목록이 적혀 있는 처방전을 갖고 간다.

[Q] **복막투석 환자가 여행을 할 때 주의할 점은 무엇인가요?**

➤➤➤ 복막투석 환자는 혈액투석 환자보다 여행하기가 자유롭다. 투석실이 근처에 없어도 되고 투석시간에 얽매이지도 않아도 된다. 그러나 만약에 일어날 응급상황에 대비하여 상담할 수 있는 의료진의 전화번호를 지참하고, 여행지에서 치료가 가능한 병원도 미리 알아보는 것이 좋다. 여행기간 동안 투석액이 부족하지 않도록 충분히 준비해야 하는데 양이 많은 경우 투석액 회사에 미리 알리면 배달도 가능하다. 미리 알릴 때 환자가 여행지에 도착시 투석액 배달이 늦지 않도록 충분한 시간을 두어야 한다. 여행지에서는 투석액 교환을 위한 청결한 공간이 있어야 한다. 야간투석을 하는 경우도 야간투석기를 배달할 수 있다.


## | 신대치 요법과 윤리 |

신대치 요법에서 생명의료윤리는 의료진과 환자 모두 반드시 생각해야 할 중요한 부분이다. 신대치 요법은 환자가 인간으로서 누려야 할 권리가 존중될 때 의미가 있기 때문이다.


### 자율성이 존중되어야 한다

환자가 충분한 정보를 접하고 이를 근거로 신대치 요법 선택에 동의해야 한다. 투석요법의 시작유무를 결정할 때와 신대치 요법을 선택할 때 환자는 의료진으로부터 가능한 많은 정보를 얻고 스스로 결정해야 한다.

이 시점에서 많은 환자들이 혼란스러워 한다. 대부분 다른 질병에 걸려서 병원을 찾았을 때 이들이 의료진을 통해 접하는 것은 이미 정해진 치료방법에 대한 설명과 치료방법에 대한 동의였다. 그러나 신대치 요법을 결정하는 순간에는 마치 의료진이 중요한 결정을 환자에게 떠미는 듯한 느낌을 받을 수도 있다.

실제로 많은 환자들이 신대치 요법을 미루다가 몸 상태가 악화되면 진작 왜 의사가 좀 더 적극적으로 신대치 요법을 주장하지 않았느냐고 불만을 표시하는 경우도 있다.

그러나 신대치 요법은 환자의 병을 낫게 하는 근본적인 치료방법이 아니라 이미 손상 받은 신장의 기능을 대신하여 자신의 삶을 이어나갈 수단이 되는 것이다. 생명을 연장하는 통로가 되는 것이다.

자신이 어디서 살지 집을 선택할 때도 본인의 의사가 중요하다. 하물며 생명을 맡기는 부분에 있어서 환자가 설사 신대치 요법에 의존하더라도 삶을 유지하고자 하는 의지가 있는지는 중요한 문제이다.

### 선행과 정의가 우선되어야 한다

말기신부전 환자는 자신의 병에 대해 받아들이는 일부터가 쉽지 않다. 그러나 정확한 병에 대한 이해가 없이는 치료가 늦어지고 자칫 생명이 위급해질 수 있다. 그러므로 담당 의료진과 가족을 비롯한 주변 사람들은 환자가 적절한 치료를 받아 건강한 삶을 유지할 수 있도록 환자에게 충분한 정보를 제공하고 도움을 주어야 한다. 환자의 치료가 환자를 위한 순수한 목적이 아닌 주변 가족의 이해관계나 치료를 담당한 의료진의 이익이나 영리를 위해 행해져서는 안 된다. 또한 환자에게 더 좋은 치료나 편리를 제공하는데 있어서 주저해서는 안 된다.

[Q] 투석 요법을 받는 환자가 원한다면 투석을 시작하지 않거나 투석을 중단할 수 있나요?

➤➤➤ 그렇다. 투석 치료를 하고 있는 환자는 투석을 안 하거나 투석 요법을 중단하는 결정을 내릴 수 있다. 그러나 이러한 중요한 결정을 하기 전에 반드시 자신이 투석을 안 하거나 중단하고자 하는 이유에 대해 가족 및 담당 의료진과 충분히 대화를 나누어야 한다.


[Q] 투석에 대한 확신이 없을 때는 어떻게 하나요?

➤➤➤ 때로는 투석을 하는 것에 대해 환자가 확신이 없어 무조건 안 하겠다고 하는 경우가 있다. 그러나 일단 투석을 한번 시작했다고 해서 영구적인 것은 아니다.

환자는 투석을 시작할 권리도 있지만 중단할 권리도 있다. 따라서 투석을 시작하고 나서 일정기간이 지난 후에도 자신에게 도움이 되지 않는다고 판단되면 중단하면 된다.

**[Q] 투석 환자가 투석 요법을 안 하거나 중단하겠다고 할 때 담당 의료진이 어떻게 생각할까요?**

➤➤➤ 담당 의료진은 환자가 투석을 안 하거나 투석 요법을 중단하고자 하는 이유에 대해 분명히 알고자 할 것이다. 이를테면 건강이 더 악화되었는지, 치료중에 무슨 문제는 없는지, 우울해서인지 말이다.

이때 의료진과의 대화로 해결할 수 있는 부분이 분명히 있다. 일단 이야기를 나누다보면 좋은 결과를 얻을 수 있을 것이다. 따라서 환자는 솔직하게 자신의 생각과 느낌을 말하는 것이 중요하다.

**[Q] 투석 환자가 투석을 안 하거나 중단하겠다고 결정할 경우 가족이나 친구들에게는 어떻게 이야기를 해야 할까요?**

➤➤➤ 많은 환자들이 이 부분을 매우 어렵게 생각한다. 그들이 투석을 안 하거나 중단하겠다고 했을 때 가족과 친구들이 어떤 반응을 보일까 걱정을 많이 한다. 처음에는 말을 꺼내기가 무척 어려울 수 있다. 그러나 마음을 열고 이야기를 나누다보면 서로 이해할 수 있다. 이야기를 나누기가 어렵게 느껴지면 의사나 간호사, 사회복지사 등 의료진의 도움을 받을 수도 있다.

**[Q] 투석을 안 하거나 중단하는 일이 자살행위인가요?**

➤➤➤ 많은 종교인들은 투석 요법이 오히려 환자 자신을 힘들게 한다면 투석 요법을 중단할 권리가 있다고 말한다.

환자는 이 문제에 대해 종교인의 도움을 받을 수 있다.


## [Q] 투석을 안 하거나 중단하면 얼마나 오래 살 수 있을까요?

➤➤➤ 투석을 중단한 후 얼마나 살 수 있는지는 환자 개개인마다 조금씩 다르다. 환자의 상태에 따라 1주일일 수도 있고 수 주일이 될 수도 있다.


## [Q] 투석을 안 하거나 중단하면 환자에게 어떤 일이 예상될까요?

➤➤➤ 신부전으로 인한 죽음은 대개 통증이 없다. 그러나 환자가 어떤 통증과 불편함을 느낀다면 담당 의사와 상담하여 적절한 약물의 도움을 받을 수 있다. 투석 요법을 중단하면 우리 몸 안에 요독물질과 수분이 쌓이게 된다. 그 결과 환자가 몸이 피곤하다고 느끼거나 혹은 숨이 차다고 느낄 수 있다.

이러한 경우 이뇨제나 다른 약들의 처방을 주치의로부터 받을 수 있다. 수분과 염분의 섭취량을 줄여서 과다한 수분증가로 인한 체중증가가 생기지 않도록 주의해야 한다.

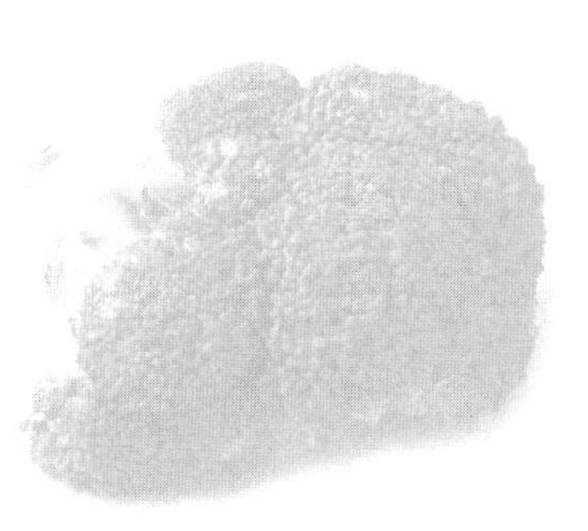

[Q] 투석을 안 하거나 중단한 환자가 마음이 바뀌면 다시 투
석 요법을 받을 수 있나요?

➤➤➤ 환자의 생각이 바뀌어 다시 투석 요법을 받고 싶다고 하면 언제든지 다시 받을 수 있다. 그러나 처음 투석 요법을 받을 때처럼 몇 가지 증상들이 나타날 수 있다. 이러한 경우 의료진과 상의해야 한다.

## 신장이식에 관련된 윤리 문제

우선 신장이식과 같은 장기이식은 생체이식이든 사체이식이든 간에 환자를 회복시키기 위해 다른 사람의 희생을 전제로 하기 때문에 윤리적으로 매우 미묘한 문제이다. 불법적이지만 장기매매가 이뤄진다. 일부 국가에서는 사형수의 장기를 적출해서 매매하는 행위가 이뤄지기도 한다. 또는 노인이나 미성년자, 환자의 장기가 이용될 수도 있다.

생체이식의 경우 환자의 가족은 다른 환자와의 릴레이나 맞교환으로 신장을 기증할 수도 있다. 혹은 가족 간이나 사회적인 압력에 의해 기증자의 의사와 관계없이 장기 기증이 이뤄질 수도 있다.

사체이식의 경우는 더욱 윤리적으로 복잡한 면을 가지고 있다. 주로 뇌사자의 장기를 적출하게 되는데, 뇌사 판정의 기준은 정말로 정확한 것인가 뇌사자가 정말로 살아날 가능성은 조금도 있지 않은 것인가 문제부터 판정의 공정성과 독립성에 문제가 있을 수도 있다. 뇌사자가 유언을 남기지 않은 경우 가족이 기증여부를 결정하는데 이것은 장기 기증이 공여자의 자율적인 선택으로 행해져야 한다고 할 때 과연 옳은 행위인지 등의 문제이다.

흔하지는 않지만 동물로부터 장기이식을 받는 경우도 있는데, 이 경우 동물로부터 전염되는 수인성 질환과 환경 보존 문제, 인간의 존엄성 문제 등도 대두되고 있다. 이러한 문제들은 의학이 발전할수록 더욱 이슈화될 것이다. 이는 우리가 자신에게 끊임없이 질문하고 생각하며 사회적으로 고민해야 할 과제이다.

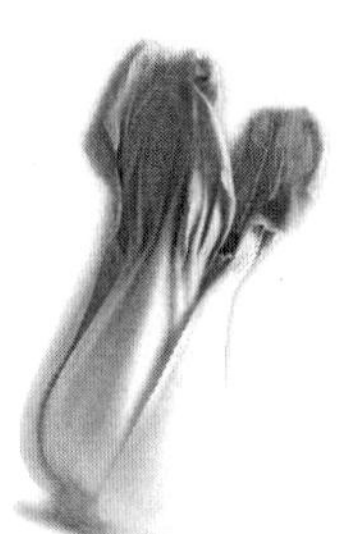
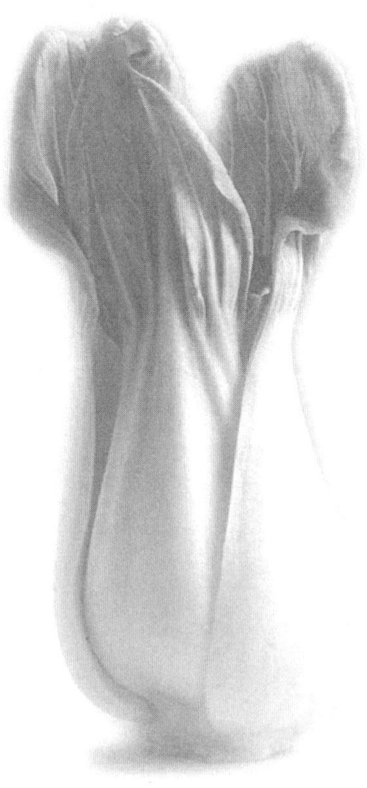

# CHAPTER 06

# 신장은 ...
# 어떻게 생겼을까?

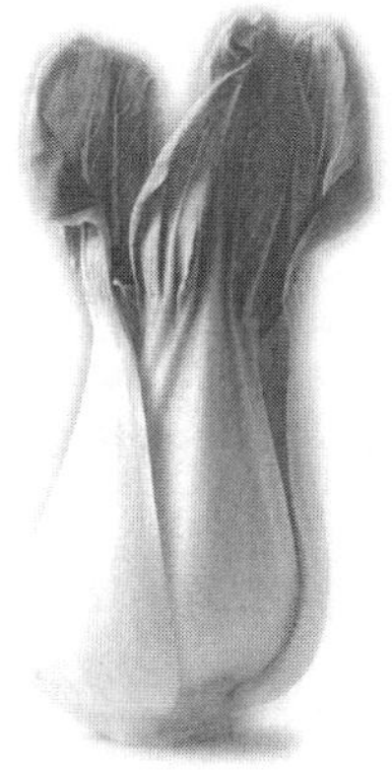

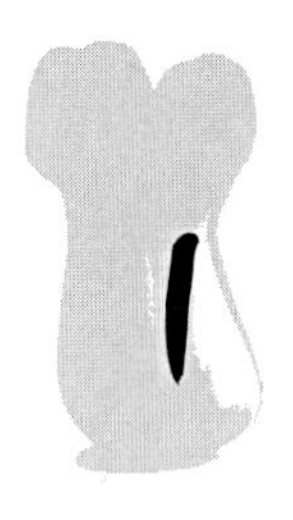

# 비뇨기계의
# 모양과 하는 일 ■■■

　비뇨기계는 혈액 중의 노폐물과 잉여 성분을 소변으로 배설하는 길들로 구성되어 있다. 즉 소변을 생산하는 2개의 신장과 소변을 신장에서 방광으로 이동시켜 주는 요관, 소변을 저장하는 방광 및 소변을 방광에서 체외로 배설시키는 요도로 구성된다.

　신장에서는 매일 1000~1500m$l$의 소변을 만들어 내지만 250~300m$l$ 정도의 소변이 방광에 찼을 때 소변을 보고 싶다고 느낀다. 방광 신경이 뇌에 방광에 소변이 찼다는 신호를 보내는 것이다. 신호를 받고 소변을 보고자 하면 부교감 신경이 작용하여 방광 배뇨근을 수축시키고 이로 인해 방광 입구와 요도는 이완되면서 소변이 배출된다.

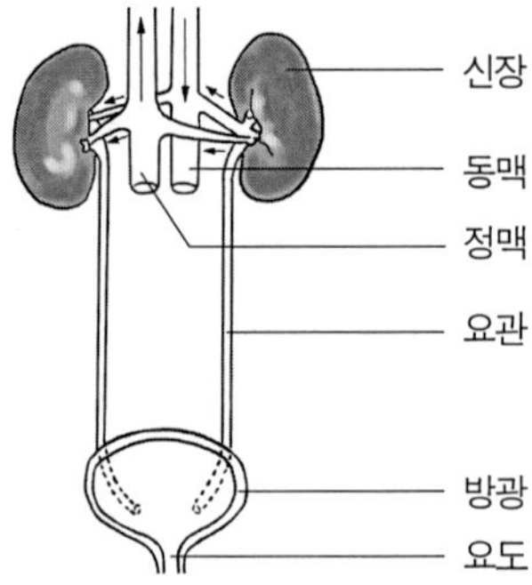


▶ 비뇨기계 : 신장에서 소변이 만들어지면 요관을 지나 방광에 저장된다.

# 2 신장의 모양과 하는 일 •••

## | 신장의 모양 |

신장은 적갈색의 완두콩 모양으로 생겼다고 해서 흔히 신장이라고 한다. 길이 10~11cm, 폭 4~6cm, 두께 2.5cm 정도로 대략 어른의 주먹만한 크기이다. 척추를 사이에 두고 등쪽에 2개가 서로 맞은편에 자리하고 있는 쌍둥이 장기로, 정상적으로 우측 신장이 좌측 신장보다 1~2cm 정도 내려와 있고, 무게는 약 150g 정도이다.

신장은 수많은 네프론(신원)으로 이루어져 있는데, 네프론은 신장의 기능적 단위로서 사구체와 세뇨관으로 구성되어 있다. 신장은 1개당 약 100만 개의 네프론이 있으므로 모두 약 200만 개의 네프론을 가지고 있는 셈이 된다.

사구체란 작은 모세혈관이 실타래처럼 엉켜 있는 구조이며, 여기에서 혈액으로부터 노폐물이 걸러지게 된다. 그런데 혈액 속에 있는 단백질 중 큰 입자들과 적혈구는 사구체의 고운 여과장치를 통과하지 못하므로 정상 소변에는 단백질이나 적혈

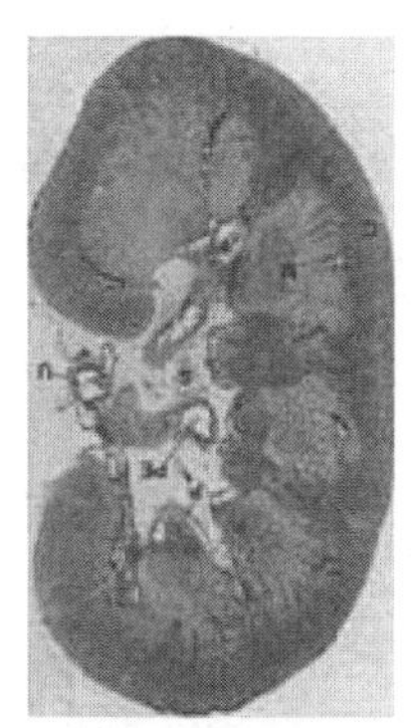

▶ 〔사진 6-1〕 신장의 단면 : 바깥쪽은 겉질, 안쪽은 속질이라고 한다. 사구체는 주로 겉질에 있으며, 속질에는 세뇨관이 있다.

구와 같은 성분들이 배출되지 않는다. 사구체에서 혈액 중의 수분과 노폐물이 걸러져 소변이 만들어지면 이 소변은 세뇨관이라는 가늘고 긴 관을 통과하게 된다. 세뇨관을 통과하는 동안 걸러진 소변이 농축되기도 하고, 필요한 성분은 다시 몸 속으로 재흡수되기도 하며, 일부는 분비되어서 최종적으로 우리 몸밖으로 배출되는 소변이 된다.

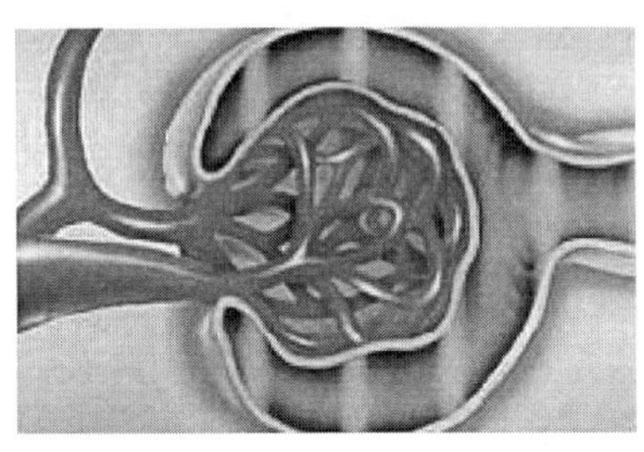

▶ 〔사진 6-2〕 사구체의 개념도 : 실핏줄의 뭉치

신장을 잘라 보면 2개의 뚜렷한 지역으로 나눌 수 있다. 바깥쪽의 진한 갈색 부위는 피질이라 하며 사구체가 많이 모여 있는 부위이고, 안쪽의 창백한 부위는 수질이라 하며 여기에는 세뇨관이 많이 모여 있다.

## | 신장이 하는 일 |

### 노폐물을 없앰

신장의 역할은 자동차의 연료필터 또는 부엌 싱크대에 있는 찌꺼기 제거망과 같은 역할을 한다고 할 수 있다. 즉 신장동맥을 통해 심장과 온몸에서 운반되어온 혈액이 신장 속으로 들어가는데, 신장 속에서 노폐물을 걸러 소변으로 내보내고 노폐물이 걸러진 혈액은 신장정맥을 통하여 다시 온몸으로 순환하게 된다.

### 적혈구 생성의 조절과 골 형성

건강한 골 형성과 적혈구의 생성은 신장의 중요한 기능 중 하나이다. 비타민 D는 칼슘과 인의 흡수를 조절하여 골 형성에 중요한 역할을 한다. 비타민 D가 이러한 역할을 하기 위해서는 신장에서 활성화되어야 하는데, 신부전 환자는 이를 활성화시키지 못한다.

골수에서 적혈구가 성숙되기 위해서는 적혈구 조혈 인자라는 호르몬이 필요한데, 이 호르몬이 신장에서 생산된다. 따라서 만성 신부전 환자는 조혈 인자의 부족으로 빈혈이 생긴다.

### 혈압을 조절

신장은 과다한 양의 전해질이나 수분을 소변으로 배설한다. 따라서 신장이 제 역할을 하지 못하게 되면 혈압이 올라가고 부종이 나타날 수 있다. 또한, 신장에서는 '레닌'이라는 혈압과 관련된 물질을 만들어 낸다. 그래서 신장이 제 역할을 제대로 하지 못한다면 고혈압이 생긴다.

### 수분과 전해질을 조절

신장에서 여과되어 배설된 부산물이 소변이다. 신장에 문제가 생겨 노폐물이 제거되지 않고 몸 안에 남아 있게 되어서 발생하는 것이 요독증(尿毒症)이다. 요독증의 증상으로는 구역질, 무력증, 정신 혼미, 피로감, 숨이 가빠짐 외에 팔다리의 부종 등이 있다.

혈액 속에 있는 노폐물을 측정하여 요독증의 지표로 삼기도 하는데, 대표적인 것이 '크레아티닌'이다.

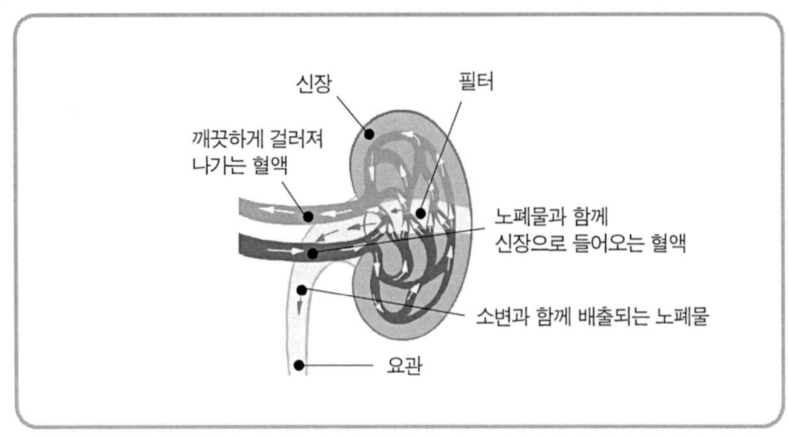



▶ 신장이 하는 일 : 여과기능을 한다.

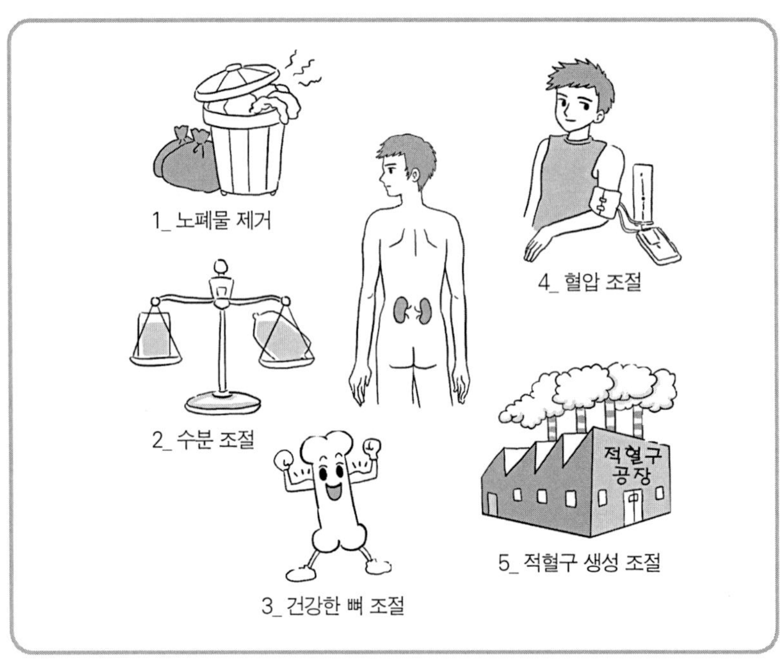



▶ 신장이 가진 다양한 기능

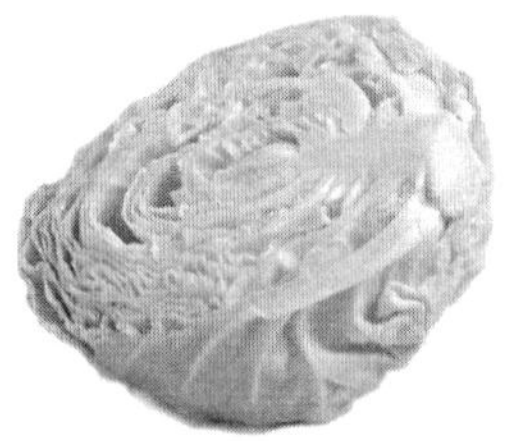

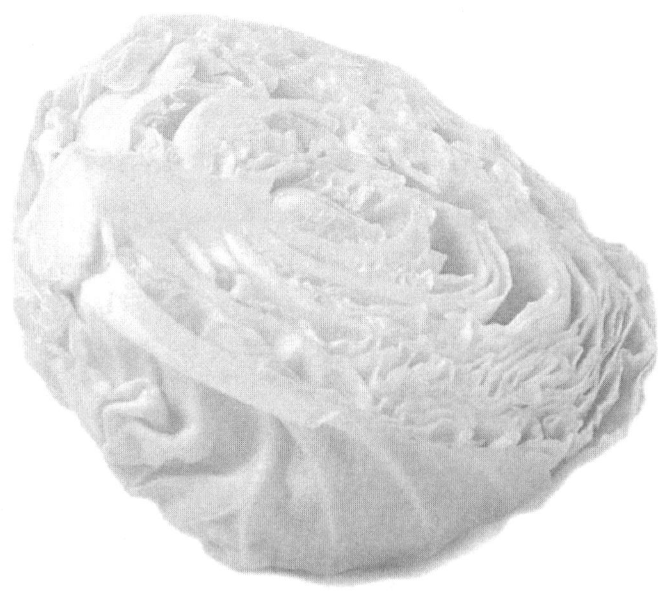

# CHAPTER 07

그래도 ···

궁금한 것들

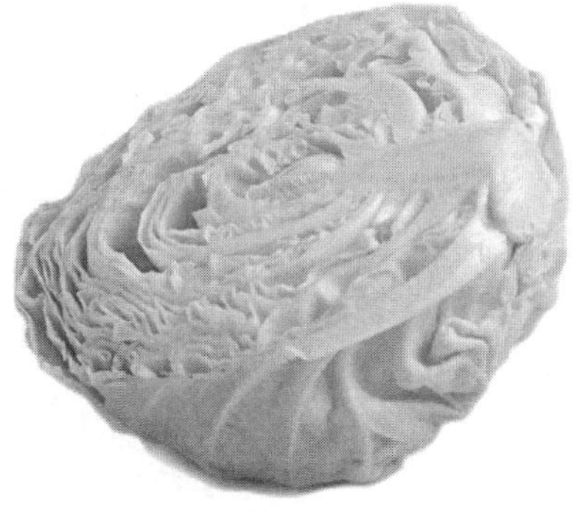

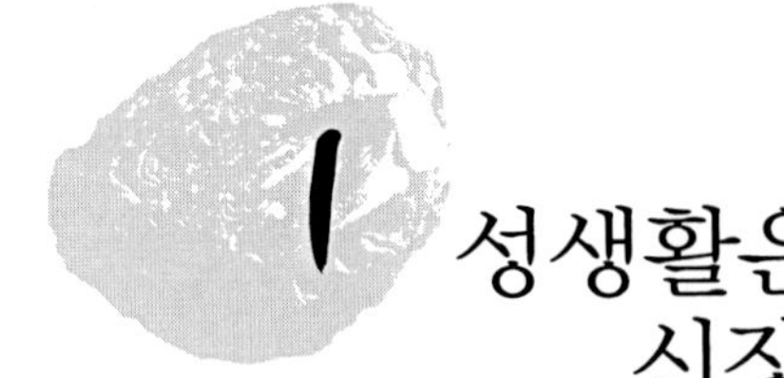

# 성생활은 신장과 관련이 있을까?

신장병을 앓고 있는 사람이라도 성생활은 일반인과 차이가 없다. 또한 성생활 자체가 신장병을 악화시킨다는 증거도 없다. 그러나 신장기능이 많이 나빠지면 다른 장기에 영향을 주므로 문제가 생길 수 있다.

삶의 질적인 측면에서 성생활은 중요한 문제이다. 성기능이 감소되면 삶의 질을 떨어뜨릴 수 있으므로 성기능 장애가 있다면 적극적으로 대처해야 한다.

만성 신부전의 원인질환 중 당뇨병이 40% 이상을 차지하고 있으며, 그 비율은 점차 증가하고 있다. 당뇨병은 동맥경화증을 잘 동반하므로 이로 인한 혈류 장애로 성기능 장애가 생긴다.

그러나 대부분의 경우는 나에게 병이 있다는 심리적인 요인이 기능성 발기부전을 일으킬 수 있다. 따라서 성기능에 장애가 생겼다면 원인을 정확히 아는 것이 중요하다.

성기능 장애는 남성과 여성 사이에서 차이가 있다. 남성의 경우는 발기부전이 흔하며, 여성의 경우는 월경불순 등이 문제가 된다. 그러나 성욕 감퇴는 남녀 모두에게서 발생한다. 만성 신부전으로 혈액투석을 받고 있는 남성 환자의 50% 이상에서 발기부전이 발생한다. 그 동안은 성기능 장애문제의 초점을 주로 남성 환자의 발기부전에만 맞추어 왔으나 여성에게서의 성욕 감퇴나 질내 성분 변화 등도 중요한 문제이다.

성욕 감퇴는 여성에게서 더 심하게 나타나는데, 신장기능이 나빠질수록 내분비 계통의 이상이 악화되어 월경불순과 불감증이 생길 수 있다. 여성 환자의 경우도 최근에는 적극적인 조혈제 사용으로 성기능 장애가 극복될 수 있다.

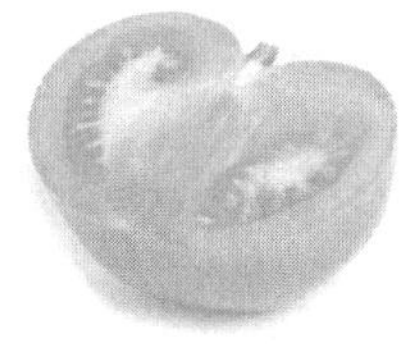

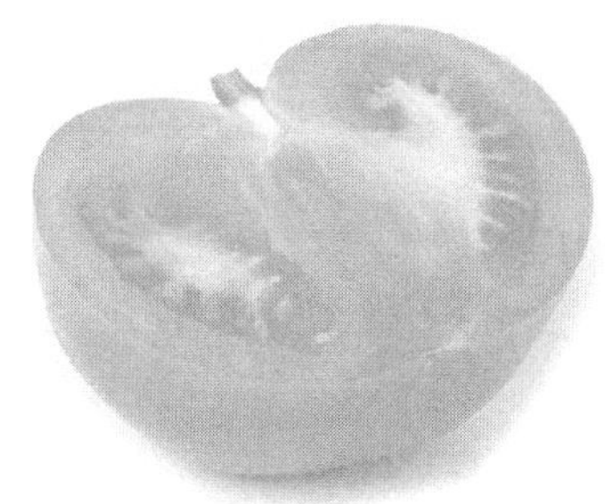

# 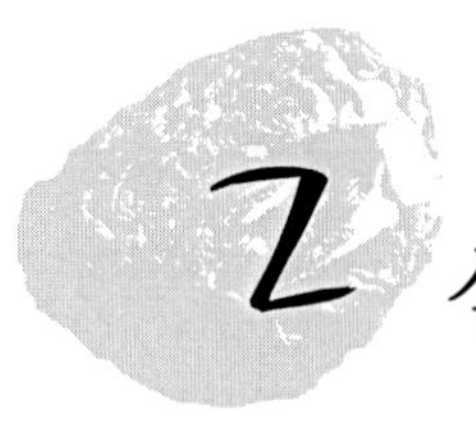 신장병이 있으면 무엇을 먹어야 할까?

신장병을 앓고 있는 환자들의 궁금증 중에 하나는 신장기능을 좋게 만드는 음식은 없는가이다. 결론부터 이야기하자면 신장기능을 좋게 만드는 특별한 음식은 없다.

그러나 음식제한은 신장병에 따라서 달라질 수 있다. 요산결석의 경우 오렌지 주스와 같이 칼륨 함량이 많은 음식이 도움이 되기도 하지만 신장기능이 저하되어 있는 경우는 오히려 치명적일 수 있다. 신장기능이 나쁘면 혈장칼륨농도가 높아지는데 이로 인해 심장이나 사지 근육에 영향을 주게 된다.

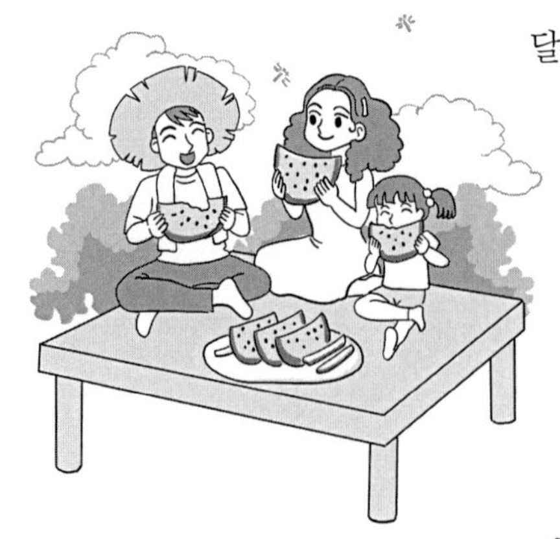

또 흔한 질문 중의 하나가 옥수수 수염을 달인 물이나 수박이 신장에 좋은가 하는 것이다. 몸이 부었을 때 이것들을 섭취하면 부기가 빠진다는 이유에서다. 이러한 음식들은 약간의 이뇨 효과가 있다. 그러나 신장기능이 저하되어 있는 경우라면 그 안에 함유되어 있는 칼륨으로 인해서 심하면 심장마비를 일으킬 수도 있다.

일반적으로 신장질환이 있을 때 주의해야 하는 음식은 염분과 단백질이 많은 음식이다. 염분은 혈압과 밀접한 관련이 있다.

단백질이 많이 함유된 음식도 신장에는 큰 부담이 된다. 탄수화물이나 지방과는 달리 단백질은 대사산물로 유기산을 만들어낸다. 유기산은 신장을 통해서만 배출되므로 신장기능이 나빠져 있는 경우 유기산은 체내에 축적되어 대사성 산증이라는 유해 환경을 조장한다. 이와 같이 혈압과 함께 단백뇨는 신장질환을 악화시키는 대표적인 인자이다.

신장기능 저하가 동반된 신장질환을 앓고 있는 환자가 주의해야 할 식사 요법의 원칙은 다음과 같다.

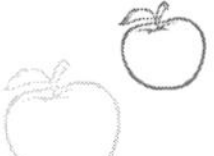

**신장기능 저하가 동반된 신장질환을 앓고 있는 환자가 주의해야 할 식사 요법의 원칙**

_ 충분한 열량을 섭취한다.
_ 양질의 단백질을 섭취한다.
_ 염분의 섭취를 제한한다.
_ 칼륨의 섭취를 제한한다.
_ 인의 섭취를 제한한다.
_ 수분의 섭취를 제한한다.

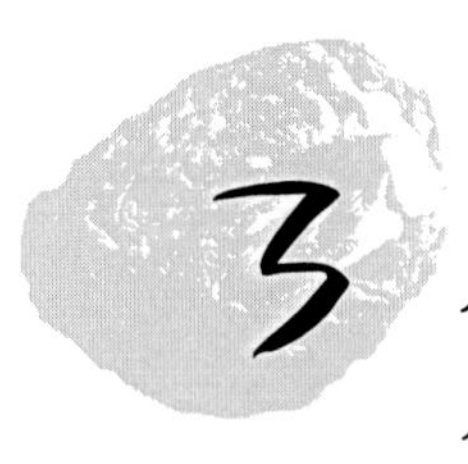

# 신장병이 있을 때 어떻게 생활해야 하는가?

충분한 휴식과 규칙적인 생활은 신장병이 있을 때도 같이 적용된다.


## | 술, 담배 |

담배는 반드시 끊어야 한다. 신장조직 중 중요 부분이 사구체인데, 사구체를 구성하는 중요세포가 혈관세포이다. 담배는 혈관을 수축시켜 허혈성 손상을 악화시키는데 허혈상태는 신장질환을 악화시킨다.

술은 담배에 비해 신장에 미치는 영향이 덜 하지만 어느 정도의 알코올 양이 안전한지는 아직 알려져 있지 않다.


## | 신장병이 있을 때 병원에 가야 하는 이유 |

신장병이 진행하여 만성 신부전이 되면 요독의 축적으로 요독증이 발생한다. 문제는 요독증은 신장기능이 정상의 20~30%만 남아 있어도 나타나지 않는다는 점이다.

즉 호흡기계나 소화기계의 병처럼 증상이 나타나지 않는다는 것을 명심해야 한다.


## | 사회생활 |

신장기능이 나빠질수록 사회생활을 해나가기 어렵다는 생각을 할 수 있다. 이것을 극복하기 위해서는 몇 가지 노력을 해야 한다.

첫 번째는 자기의 몸 관리를 잘할 수 있다는 자신감을 갖는다.

두 번째는 정확하게 자기의 몸상태를 아는 것이다. 의료진과 상의한 후 운동이나 음식 등을 결정해야 한다.

세 번째는 신장병에 대해 많이 알아야 한다. 음식도 수동적인 자세보다는 자신이 의지로 절제할 때 제대로 지켜질 수 있다.

네 번째는 운동이다. 병이 진행하게 되면 운동할 수 있는 능력이 감소된다. 그러나 이것은 반복적인 연습을 통해 정상수준까지 회복할 수 있다.

다섯 번째는 직업에 관한 것이다. 병이 있는 환자들 중에는 직장을 그만두고 집에서 쉬려는 사람들이 있다. 육체적으로 또 정신적으로 너무 힘든 일은 신장병을 악화시킬 수 있으나 일을 함으로써 얻을 수 있는 여러 가지 장점을 고려한다면 가급적 직업을 계속 갖고 있는 것이 바람직하다. 투석을 해야 할 정도로 신장이 좋지 않더라도 직업을 가질 경우 경제적인 이익은 물론 정신적으로 사회의 일원이라는 긍정적인 생각을 유지할 수 있기 때문이다.

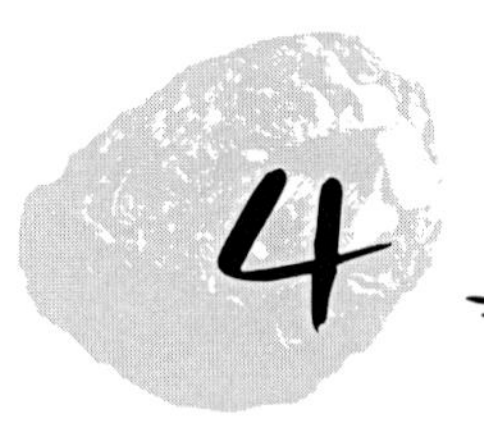

# 4 운동은 어떻게 해야 할까? ▪▪▪▪

운동을 하면 여러 가지를 얻을 수 있다. 정신적으로는 몸이 좋아진다는 느낌을 갖게 하여 기분을 전환시킨다. 일상의 활동력이 좋아지면 직업에 대한 순응도가 좋아져서 삶의 질이 향상된다.

유산소 운동은 심혈관계질환을 예방하며 골밀도를 증가시키고, 관절을 부드럽게 할 뿐만 아니라 근육의 힘을 늘려준다. 나이가 들면 운동을 함으로써 불안감이나 우울증이 감소하고 식욕이 좋아진다. 신장질환이 있는 경우 특히 만성 신부전 환자라면 심장질환이나 지질대사이상, 빈혈, 골질환의 위험도를 낮추기 위해서라도 운동은 반드시 필요하다.

그러나 갑자기 심한 운동을 하기보다는 서서히 운동 강도를 높이는 것이 좋다.

근골격계 손상은 체중이 실리는 운동보다는 자전거나 수영과 같이 체중이 실리지 않는 운동이 좋다. 걷기는 쉽게 할 수 있는 운동으로 폐, 혈액순환, 근력 강화에 도움이 되므로 가까운

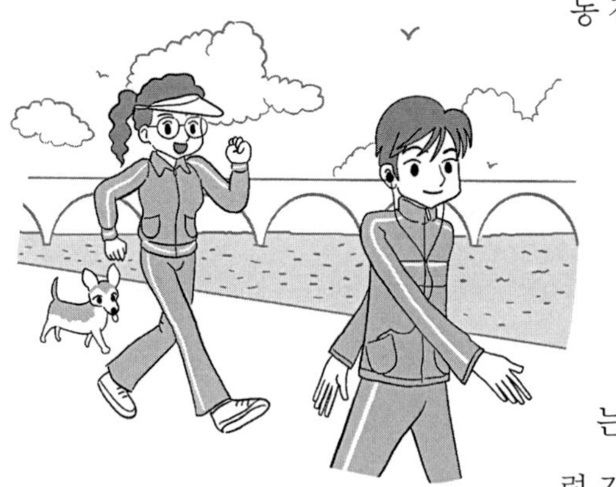

거리나 동네 한바퀴를 도는 것도 좋은 운동이 된다. 신장기능이 저하되면 뼈의 강도가 약해져서 골절의 위험도가 커진다. 운동은 근육의 강도나 골밀도를 증가시킬 수 있을 뿐만 아니라 심혈관계의 위험을 줄일 수도 있다.

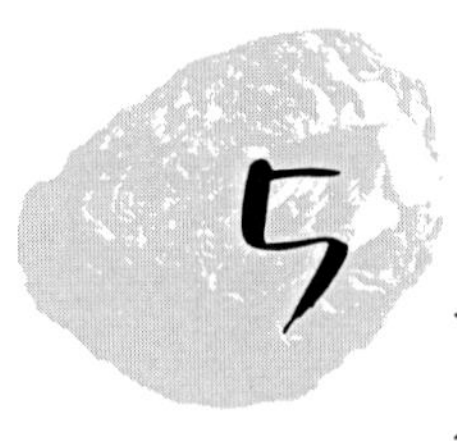

# 5 그 밖의 알아두어야 할 ▪▪▪ 사항들로는 어떤 것이 있을까?

## | 우울증과 수면장애 |

우울증은 만성 병이 있는 환자에게서 가장 흔하게 나타나는 정신적인 문제이다. 우울증은 병에 대한 걱정에서 주로 기인하며, 직장을 잃게 되면 더욱 악화된다. 우울증의 증상은 수면장애가 일어나고 입맛이 없어지며 성기능 장애 등도 생긴다.

수면장애는 일에 대한 집중력을 떨어뜨리고, 낮 시간에 졸려서 일을 할 수 없게 하므로 수면장애가 있는 경우에는 적극적으로 대처한다.

## | 영양제 |

신장병으로 병원을 다니는 환자 중에서 기운이 없다고 영양제주사를 원하는 사람이 있다. 간과 신장이 나쁘면 피곤한 이유는 이들 장기의 기능이 저하되면 노폐물에 대한 해독능력이 떨어지기 때문이다. 만성 신부전 환자가 기운이 없는 것은 노폐물을 제거하지 못해서 뿐만이 아니라 빈혈이 동반되기 때문이다.

신장이 나쁜 경우 영양제주사는 도움이 될까?

기대만큼 큰 도움이 되지 못한다. 열량 측면에서도 시중에 나와 있는 영양제는 한끼 식사보다 못 한 경우가 많다. 식사를 정상의 절반 이상 한다면 열량을 보충하기 위해 영양제를 맞는 것은 필요하지 않다. 단지 식사량이 절반 이하로 줄어 병원에 입원해야 하는 경우 영양제주사가 단기간 동안은 도움이 될 수 있다. 영양제주사로 잘 알려져 있는 알부민은 신장병 환자에게는 더 나쁠 수도 있다는 것을 염두에 두어야 한다.

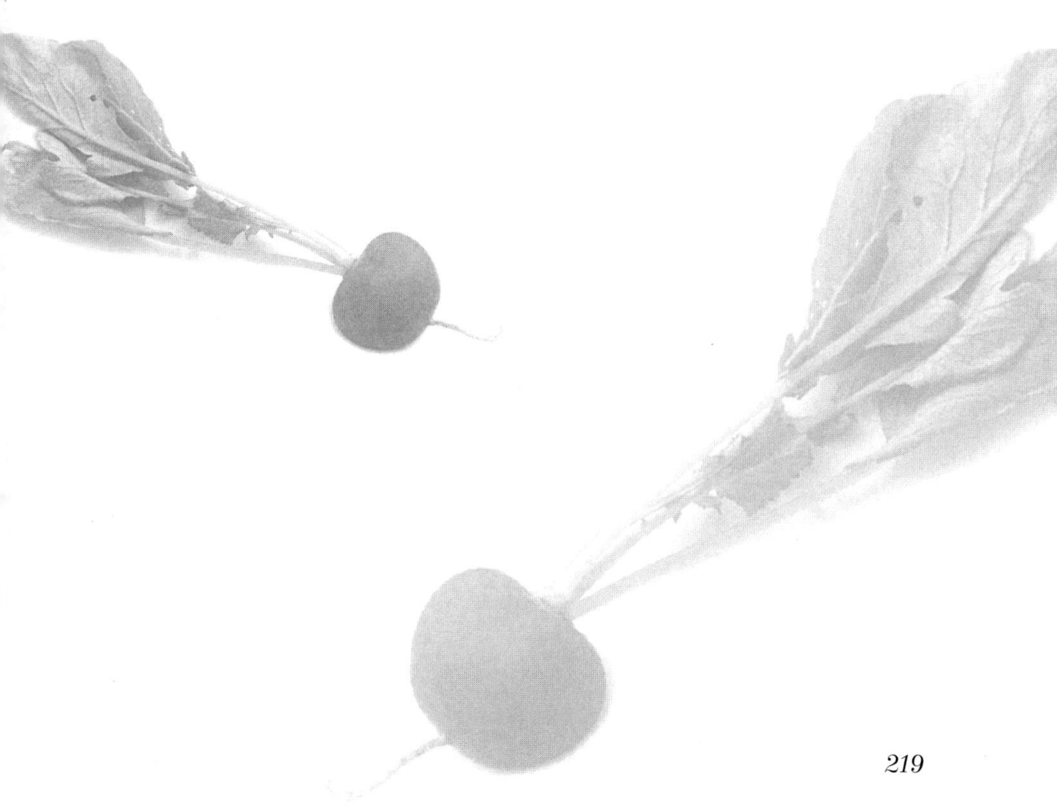

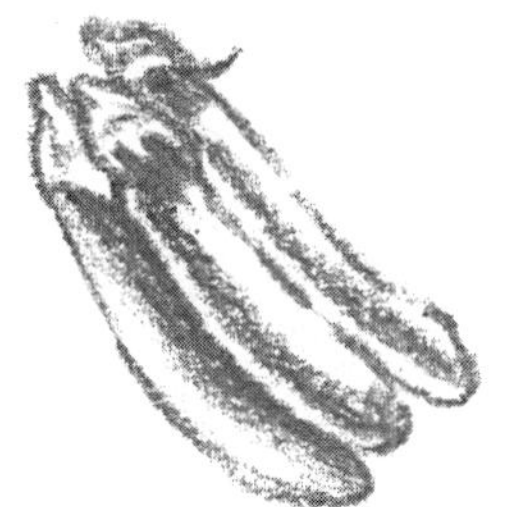
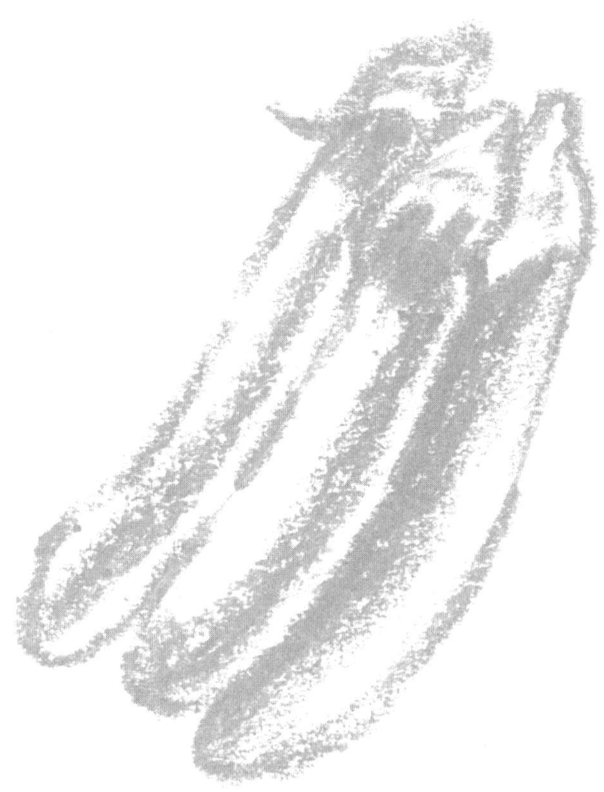

# 신장과 관련된 ···
# 생활 속의 상식

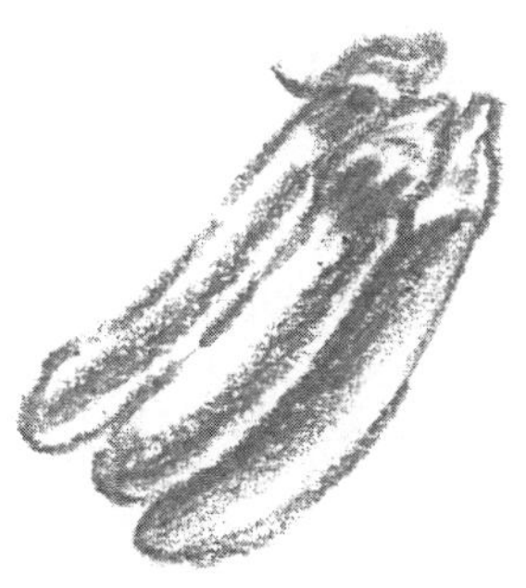

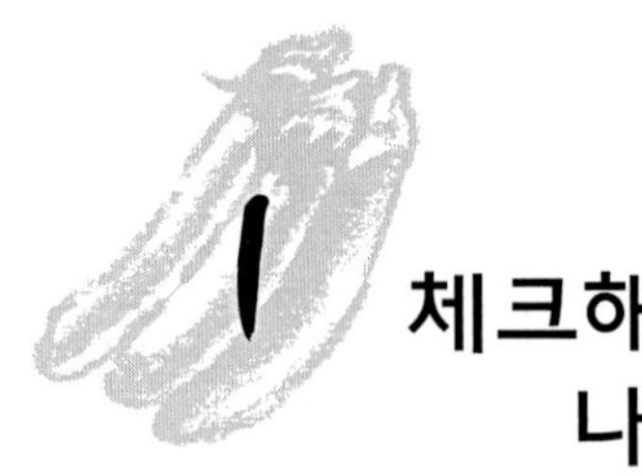

# 체크해 봐요,
# 나의 신장상태 ...

흔히 옆구리가 아프다거나 몸이 부으면 신장에 이상이 있는 것이 아닌가 걱정을 한다. 그러나 신장 자체에 문제가 있을 때 옆구리가 아픈 경우는 드물다. 오히려 의심할 수 있는 신장병으로는 돌이나 염증 등이 있다.

신장기능이 저하되기 시작하는 초기에는 거의 대부분 아무런 증상이 없고, 증상들이 나타날 때는 이미 신장이 많이 나빠져 있는 경우가 많다. 왜냐하면 대개의 경우 신장은 서서히 나빠지므로 몸이 이에 적응하여 이상들을 잘 느끼지 못하기 때문이다.

신장기능을 나타내는 혈액 검사(혈중 요소질소, 혈청 크레아티닌)를 하거나, 사구체 여과율을 나타내는 크레아티닌 청소율을 재보면 신장기능이 정상인지 아닌지 알 수 있다. 또한 소변 검사도 신장상태를 보여주는 좋은 거울이 될 수 있으므로 정기적인 검사가 매우 중요하다.

다음은 신장에 이상이 있을 때 나타나는 증상들이다. 이러한 증상들이 있다면 신장 전문의와의 상담과 검사가 필요하다.

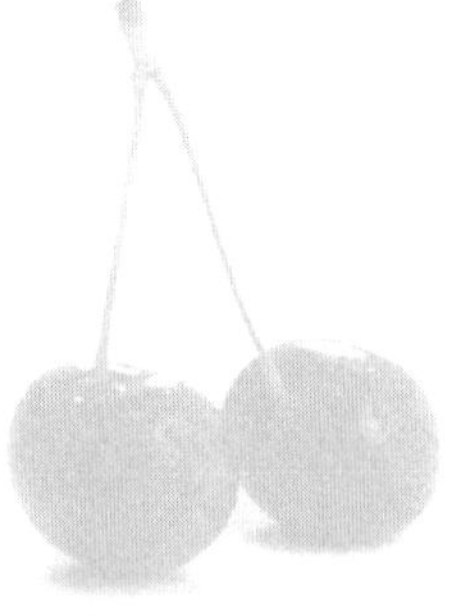

- [ ] 특별한 이유 없이 체중이 준다.

- [ ] 속이 울렁거리고 토한다.

- [ ] 늘 피곤하고, 몸상태가 좋지 않다고 생각된다.

- [ ] 두통이 있다.

- [ ] 딸꾹질을 자주 한다.

- [ ] 몸이 전체적으로 가렵다.

- [ ] 소변량이 줄었다.

- [ ] 밤에 소변을 자주 본다.

- [ ] 쉽게 멍이 들고, 피가 잘 난다.

- [ ] 자꾸 졸리고, 의식이 흐려지기도 하며, 헛소리를 하기도 한다.

- [ ] 근육이 떨리고 경련이 일어난다.

- [ ] 손발이 저리고 느낌이 둔해진다.

- [ ] 피부색이 지나치게 검어지거나 창백하다.

- [ ] 숨쉴 때 곰팡이 냄새가 난다.

- [ ] 갑자기 혈압이 오른다.

- [ ] 콜라색을 띠는 소변이나 혹은 거품이 많은 소변을 본다.

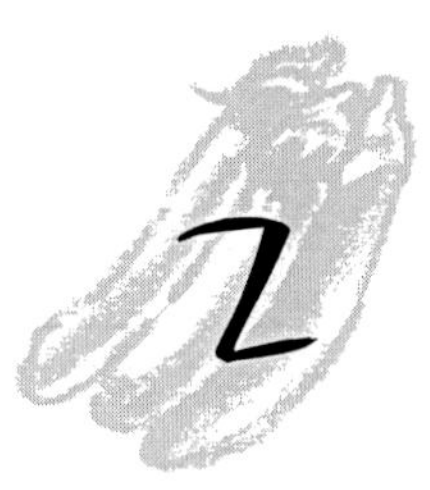

# 2 건강과 먹거리 ••••

건강은 유전적 요인이 약 20%, 외부 환경적 요인이 약 20% 정도 관여하며, 나머지 대부분은 생활 습관과 관계가 있다. 이러한 생활 습관들에는 운동·음주·흡연·스트레스 등이 포함되고, 가장 중요한 요인 중의 하나가 식생활일 것이다.

요사이 건강에 관한 관심이 증가하면서 유기농식품과 건강보조식품에 관한 관심이 증가하고 있다. 그러나 어느 특정상품 하나를 통해 효과를 기대하기보다는 골고루 바른 영양소를 적당량 섭취하는 것이 건강을 위해 훨씬 중요한 식생활습관이다.

많은 사람들이 이러한 쉬운 기본 원칙에 대해서 중요하게 생각하지 않고 있다.

여기에서는 우리가 잘 알고 있지만 특별한 관심을 기울이지는 않았던 기본 먹거리 중 피해야 할 것과 주의해야 할 것 등을 살펴보도록 하자.

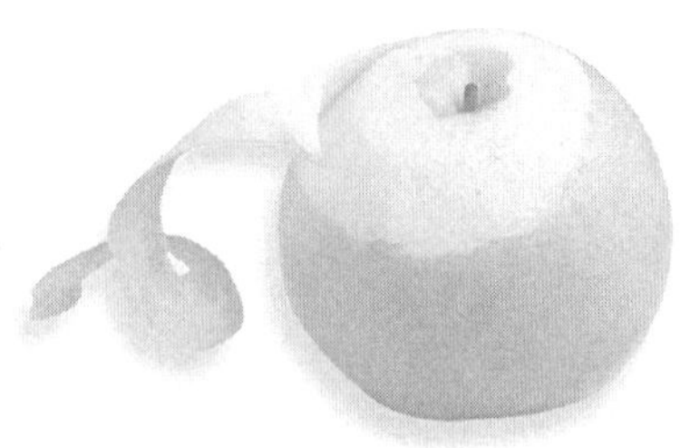

## 동물성 포화지방과 육류

이러한 것들은 대장암 · 유방암 · 전립선암 등의 발생과 연관이 있다고 하고, 특히 불에 직접 구운 고기에서는 디젤 엔진의 매연에서 나오는 발암물질인 PHA가 많이 나온다고 한다.

또한 포화 지방인 동물성 지방을 많이 먹으면 나쁜 콜레스테롤이 상승해서 심장 · 혈관에 동맥경화라고 하는, 마치 오래된 수도관에 찌꺼기가 끼는 것 같은 변화가 오게 되는데, 이것은 심장마비 · 중풍을 유발하는 원인이 된다.

고기에는 우리가 반드시 섭취해야 하는 필수 아미노산을 포함하는 고급 단백질이 함유되어 있다. 기름기가 적은 살코기를 주로 먹고, 튀기거나 굽기보다는 찌거나 삶아서 먹는 것이 좋다.

또한 생선, 두부, 콩 등에도 단백질이 많이 함유되어 있으므로 식생활을 바꾸는 것도 한 가지 방법이 될 수 있다.


## 짜게 먹는 식습관을 가진 나라에서 위암 발생률이 높음

우리 나라는 예로부터 젓갈 · 고추장과 같이 짜고 매운 음식을 즐겨 먹었고, 이로 인해 위암 발생률이 높다.

또한 소금은 물을 끌어 당겨 몸 속의 수분량을 증가시켜 고혈압, 심장질환의 원인이 되기도 한다.

이러한 것은 나이가 들거나 신장기능이 떨어진 사람에게서 더 뚜렷하므로 신장이 나쁜 사람은 염분 섭취량을 1일 5~6g 정도로 줄여야 한다. 우리 나라 성인의 염분 섭취량은 하루 15~25g 정도이므로 평소보다 최소한 1/3 정도는 싱겁게 먹어야 한다.

소시지 · 베이컨 · 햄 등의 가공식품이나 인스턴트식품들에도 염분 · 지방이 많이 들어 있으며, 가공 과정에 아질산염으로 처리를 하고, 또 식품 첨가물들이 들어 있어 암 · 비만 · 고혈압의 원인이 될 수 있으므로 이들 인스턴트 음식의 섭취는 가능한 한 줄여야 한다.


# 술


적당량의 음주는 일상생활에서 유익할 뿐만 아니라 심혈관질환과 사망의 위험을 줄일 수 있지만, 과음은 간질환을 비롯하여 췌장염 혹은 특정 부위의 암을 일으킬 수 있다. 일반적으로 음주량을 말할 때 중등도 음주는 1일 에탄올 25g(위스키 2잔 분량) 또는 1주일에 위스키 3~9잔을 마시는 것이다.

과음은 고혈압과 출혈성 뇌졸중의 위험을 증가시킬 수 있다. 또한 유방암 · 간암과 위장관계의 암(구강암, 후두암, 식도암, 대장암, 직장암)의 위험을 높이는데, 특히 소량의 음주에서부터 위험도가 점차적으로 높아지는 것으로 알려져 있다. 만성 췌장염도 더 많이 생기며, 사고 및 자살의 위험도 음주자에서 더 높다. 청장년층, 특히 여자에서는 중등도의 음주에 의한 이익보다 각종 암과 사고의 위험이 더 크다.

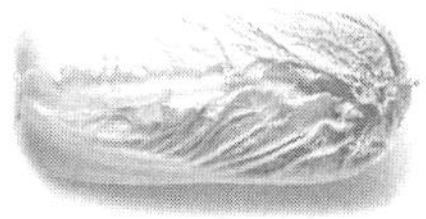

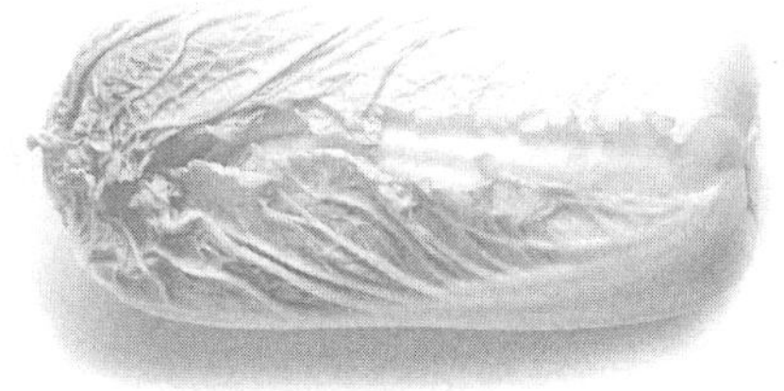

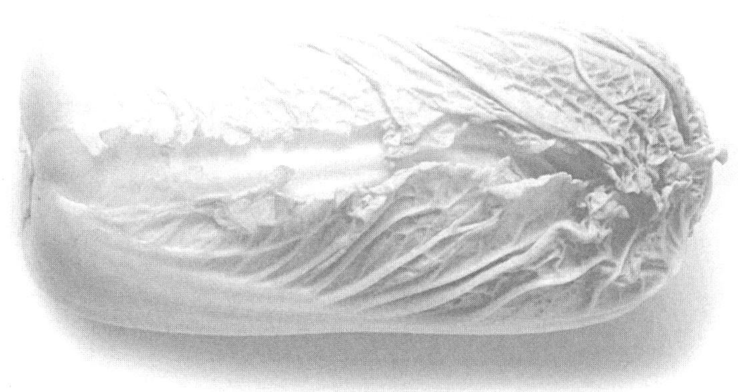

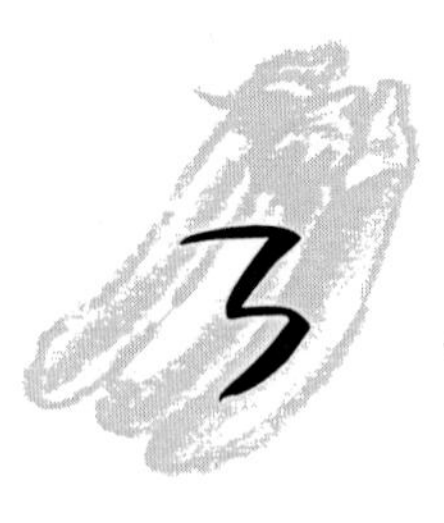

# 신장병이 있을 때 피해야 할 것들 ■■■

　신장은 24시간 내내 혈액을 청소하는 기계와 같다. 신장에는 약 220km의 관과 수백만 개의 필터가 있어 하루에 180*l*의 혈액을 걸러낸다. 우리 몸이 살아가기 위해서 어쩔 수 없이 만들어내는 노폐물들과 수분을 걸러내고, 몸 속을 구성하는 여러 성분들의 농도를 일정하게 유지하는 것이다.

　어떤 약물들은 주로 신장에서만 배설되므로 소변 내 농도가 높아지고 또 그 약물 자체가 신장에 독성을 미칠 수 있다. 그래서 신장이 좋지 않은 사람들은 처방을 받을 때 신장에 이상이 있음을 미리 알려야 한다.

　신장병이 있는 사람들이 피해야 할 대표적인 약물들로는 항생제 중 아미노글리코사이드 계열과 진통제, 그리고 조영제를 사용하는 방사선 검사 등이 있다. 신장에 좋다는 각종 영양제와 한약재들도 주의해야 한다.

　위에 이야기한 대로 신장은 간과 함께 여러 가지 약물과 대사 산물을 배설하는 장기이다. 따라서 신장이 나빠져 있는 경우에는 약에 따라 신장에서 덜 걸러져 혈액 속에 많이 남아 있게 되어 부작용과 독성을 일으킬 수 있다. 그래서 신부전 환자가 복용하는 약은 신장의 상태에 따라 용량과 투여 간격을 조절한다. 한약은 약 성분이 몸 속에서 흡수 이용되고 걸러지는 과정과 경로 등이 제대로 연구되어 있지 않은 경우가 대부분이라 신장에 이상을 미치는지 알 수가 없다. 또한 여러 논문과 경험에서 신장 독성이 문제가 되었던 몇몇 한약재가 있으므로 한약과 여러 보조식품의 복용은 신중해야 할 것이다.

그 외 신장이 안 좋은 환자가 주의해야 할 점이라면 탈수를 들 수 있다. 특히 고령의 환자가 오랫동안 토하거나, 설사, 혹은 여러 이유로 굶어서 몸에 수분이 부족하면 신장으로 들어가는 혈액이 부족하여 모터가 타 들어가듯이 신장이 타 들어가 갑자기 신장에 손상이 가기도 한다.

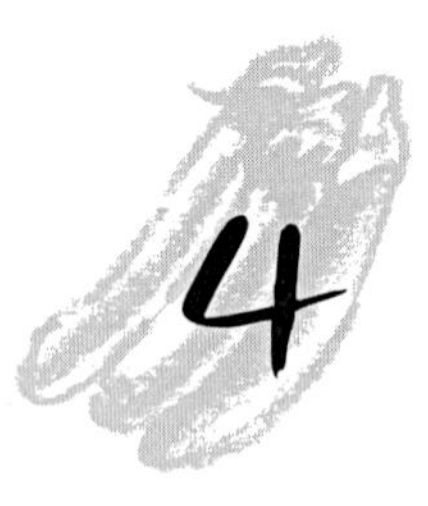

# 4 신장병이 있을 때의 음식 만들기 ▪▪▪

신장질환이 있는 환자들이 음식을 먹을 때 주의할 점이 매우 많다.

신부전 환자들은 입맛이 없어 식사를 제대로 못 하므로 영양이 부족해지기 쉽다. 영양 상태가 나빠지면 이를 원래 상태로 회복하기가 쉬운 일이 아닐 뿐만 아니라 병원에 입원하는 주요 원인이 된다.

당뇨병에 의한 만성 신부전은 전체 신부전의 약 40%를 차지하며, 이때도 당 조절의 중요성은 두말할 필요도 없다. 그러나 신장이 나빠지면 식욕이 떨어져 음식을 먹지 못하므로 인슐린 치료가 필요 없을 수도 있다. 이때 환자들은 당 조절도 잘되고 인슐린을 맞을 필요가 없으니 병이 다 나은 것이 아닌가 하고 생각하기 쉬운데 이것은 옳지 않은 생각이다.

다음은 염분, 즉 소금 섭취에 관한 것이다. 신장질환과 당뇨병이 같이 있을 때는 고혈압이 잘 생긴다. 고혈압은 신장병을 더욱 더 나빠지게 하므로 철저하게 혈압을 조절하는 것이 매우 중요하다. 이미 투석 치료를 받고 있을 때에도 짜게 먹으면 투석기간 동안 체중 조절이 잘되지 않는다.

단백질 식품들에는 많은 양의 칼륨(potasium, K)과 인(phosphate)이 들어 있다. 신장의 기능이 30% 정도만 남아 있어도 칼륨을 제한해서 식사를 할 필요는 없다. 그러나 투석중인 환자들은 투석에 의해서 칼륨이 제거되므로 칼륨을 제한해서 식사를 해야 하고, 금요일에 투석을 받는 환자들은 주말에 특히 주의해야 한다. 칼륨이 몸에 쌓이면 심장마비가 올 수 있기 때문이다. 인 역시 단백질식품과 우유제품에 많이 들어 있다. 인 또한 신장에 의해 제거되는데, 인이 몸에 쌓이면 뼈가 약해진다.

나이나 성별에 따라 차이가 있지만, 우리가 정상적으로 필요로 하는 단백질의 양은 체중 1kg당 1.1g 정도이다. 그러나 신장이 나빠졌을 때 단백질을 적게 먹으면 신장이 나빠지는 속도를 느리게 할 수 있다. 게다가 단백질 대사 산물은 요독이 되어 만성 신부전 환자들에게 가려움증, 피곤함, 식욕 저하를 일으킨다. 그래서 단백질을 적게 섭취해야 하나 영양실조가 되지 않도록 밥 등의 곡류와 기름기를 더 먹도록 한다. 고기를 아주 안 먹고사는 것이 아니라 그 양을 좀 줄이는 것이란 점을 기억해야겠다.

그러면 실제로 예를 들어 좀 더 쉽게 이해할 수 있도록 신부전 환자를 위한 음식 만들기의 원칙을 간략히 정리해 보겠다.

# 단백질을 적정량 섭취한다

끼니마다 고기(탁구공 크기)를 1~2점, 혹은 생선을 1~2토막이나 두부 3~4쪽을 먹는다.

단백질은 필수 아미노산이 많은 고급 단백질을 섭취한다.


# 충분한 열량을 섭취한다

식사는 한끼도 거르지 말고 반드시 먹는다. 또 열량 보충을 위하여 단백질이 들어 있지 않은 곡류와 식물성 기름을 충분히 섭취한다.


# 염분(소금) 섭취를 제한한다

염분 섭취를 1일 5g으로 제한한다. 우리 나라 성인의 염분 섭취량은 15~25g이므로 평소보다 1/3 정도는 싱겁게 먹도록 한다.

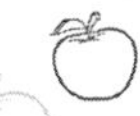 **염분을 줄이기 위한 식사 요령**

_ 식사하면서 소금을 더 첨가하지 않는다.
_ 김치, 장아찌, 젓갈 등의 섭취는 피한다.
_ 국이나 찌개 등의 국물은 많이 먹지 않는다.
_ 가공식품이나 인스턴트식품은 사용하지 않는다.
_ 화학조미료, 베이킹파우더가 많이 들어간 음식은 피한다.


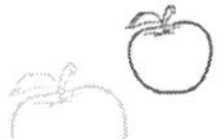 **싱거운 음식을 맛있게 조리하거나 또는 먹을 수 있는 방법**

_ 고춧가루, 겨자, 후추 등의 향신료나 레몬, 식초를 사용한다.
_ 조리할 때 간을 하지 말고, 따로 양념장을 만들어 사용한다.
_ 식사를 하기 바로 전에 간을 하면 짠맛을 더 느낄 수 있다.
_ 음식의 간을 집중적으로 한 가지 음식에만 한다.
_ 음식을 만들 때 식물성 기름을 충분히 사용한다.

# 가림출판사 · 가림M&B · 가림Let's에서 나온 책들

## 문 학

**바늘구멍**
켄 폴리트 지음 / 홍영의 옮김 / 신국판 / 342쪽 / 5,300원

**레베카의 열쇠**
켄 폴리트 지음 / 손연숙 옮김 / 신국판 / 492쪽 / 6,800원

**암병선**
니시무라 쥬코 지음 / 홍영의 옮김 / 신국판 / 300쪽 / 4,800원

**첫키스한 얘기 말해도 될까**
김정미 외 7명 지음 / 신국판 / 228쪽 / 4,000원

**사미인곡 上 · 中 · 下**
김충호 지음 / 신국판 / 각 권 5,000원

**이내의 끝자리**
박수완 스님 지음 / 국판변형 / 132쪽 / 3,000원

**너는 왜 나에게 다가서야 했는지**
김충호 지음 / 국판변형 / 124쪽 / 3,000원

**세계의 명언** 편집부 엮음 / 신국판 / 322쪽 / 5,000원

**여자가 알아야 할 101가지 지혜**
제인 아서 엮음 / 지창국 옮김 / 4×6판 / 132쪽 / 5,000원

**현명한 사람이 읽는 지혜로운 이야기**
이정민 엮음 / 신국판 / 236쪽 / 6,500원

**성공적인 표정이 당신을 바꾼다**
마츠오 도오루 지음 / 홍영의 옮김 / 신국판 / 240쪽 / 7,500원

**태양의 법**
오오카와 류우호오 지음 / 민병수 옮김 / 신국판 / 246쪽 / 8,500원

**영원의 법**
오오카와 류우호오 지음 / 민병수 옮김 / 신국판 / 240쪽 / 8,000원

**석가의 본심**
오오카와 류우호오 지음 / 민병수 옮김 / 신국판 / 246쪽 / 10,000원

**옛 사람들의 재치와 웃음**
강형중 · 김경익 편저 / 신국판 / 316쪽 / 8,000원

**지혜의 쉼터**
쇼펜하우어 지음 / 김충호 엮음 / 4×6판 양장본 / 160쪽 / 4,300원

**헤세가 너에게**
헤르만 헤세 지음 / 홍영의 엮음 / 4×6판 양장본 / 144쪽 / 4,500원

**사랑보다 소중한 삶의 의미**
크리슈나무르티 지음 / 최윤영 엮음 / 신국판 / 180쪽 / 4,000원

**장자-어찌하여 알 속에 털이 있다 하는가**
홍영의 엮음 / 4×6판 / 180쪽 / 4,000원

**논어-배우고 때로 익히면 즐겁지 아니한가**
신도희 엮음 / 4×6판 / 180쪽 / 4,000원

**맹자-가까이 있는데 어찌 먼 데서 구하려 하는가**
홍영의 엮음 / 4×6판 / 180쪽 / 4,000원

**아름다운 세상을 만드는 사랑의 메시지 365**
DuMont monte Verlag 엮음 / 정성호 옮김
4×6판 변형 양장본 / 240쪽 / 8,000원

**황금의 법**
오오카와 류우호오 지음 / 민병수 옮김 / 신국판 / 320쪽 / 12,000원

**왜 여자는 바람을 피우는가?**
기젤라 룬테 지음 / 김현성 · 진정미 옮김 / 국판 / 200쪽 / 7,000원

**세상에서 가장 아름다운 선물**
김인자 지음 / 국판변형 / 292쪽 / 9,000원

**수능에 꼭 나오는 한국 단편 33**
윤종필 엮음 / 신국판 / 704쪽 / 11,000원

**수능에 꼭 나오는 한국 현대 단편 소설**
윤종필 엮음 및 해설 / 신국판 / 364쪽 / 11,000원

**수능에 꼭 나오는 세계단편(영미권)**
지창영 옮김 / 윤종필 엮음 및 해설 / 신국판 / 328쪽 / 10,000원

**수능에 꼭 나오는 세계단편(유럽권)**
지창영 옮김 / 윤종필 엮음 및 해설 / 신국판 / 360쪽 / 11,000원

**대왕세종 1 · 2 · 3**
박충훈 지음 / 신국판 / 각 권 9,800원

**세상에서 가장 소중한 아버지의 선물**
최은경 지음 / 신국판 / 144쪽 / 9,500원

## 건 강

**아름다운 피부미용법**
이순희(한독피부미용학원 원장) 지음 / 신국판 / 296쪽 / 6,000원

**버섯건강요법**
김병각 외 6명 지음 / 신국판 / 286쪽 / 8,000원

**성인병과 암을 정복하는 유기게르마늄**
이상현 편저 / 카오 샤오이 감수 / 신국판 / 312쪽 / 9,000원

**난치성 피부병**
생약효소연구원 지음 / 신국판 / 232쪽 / 7,500원

**新 방약합편**
정도명 편역 / 신국판 / 416쪽 / 15,000원

**자연치료의학** 오홍근(신경정신과 의학박사 · 자연의학박사) 지음
신국판 / 472쪽 / 15,000원

**약초의 활용과 가정한방**
이인성 지음 / 신국판 / 384쪽 / 8,500원

**역전의학**
이시하라 유미 지음 / 유태종 감수 / 신국판 / 286쪽 / 8,500원

**이순희식 순수피부미용법**
이순희(한독피부미용학원 원장) 지음 / 신국판 / 304쪽 / 7,000원

**21세기 당뇨병 예방과 치료법**
이현철(연세대 의대 내과 교수) 지음 / 신국판 / 360쪽 / 9,500원

**신재용의 민의학 동의보감**
신재용(해성한의원 원장) 지음 / 신국판 / 476쪽 / 10,000원

**치매 알면 치매 이긴다**
배오성(백상한방병원 원장) 지음 / 신국판 / 312쪽 / 10,000원

**21세기 건강혁명 밥상 위의 보약 생식**
최경순 지음 / 신국판 / 348쪽 / 9,800원

**기치유와 기공수련**
윤한홍(기치유 연구회 회장) 지음 / 신국판 / 340쪽 / 12,000원

**만병의 근원 스트레스 원인과 퇴치**
김지혁(김지혁한의원 원장) 지음 / 신국판 / 324쪽 / 9,500원

**김종성 박사의 뇌졸중 119**
김종성 지음 / 신국판 / 356쪽 / 12,000원

**탈모 예방과 모발 클리닉**
장정훈 · 전재홍 지음 / 신국판 / 252쪽 / 8,000원

**구태규의 100% 성공 다이어트**
구태규 지음 / 4×6배판 변형 / 240쪽 / 9,900원

**암 예방과 치료법**
이춘기 지음 / 신국판 / 296쪽 / 11,000원

**알기 쉬운 위장병 예방과 치료법**
민영일 지음 / 신국판 / 328쪽 / 9,900원

**이온 체내혁명**
노보루 야마노이 지음 / 김병관 옮김 / 신국판 / 272쪽 / 9,500원

**어혈과 사혈요법**
정지천 지음 / 신국판 / 308쪽 / 12,000원

**약손 경락마사지로 건강미인 만들기**
고정환 지음 / 4×6배판 변형 / 284쪽 / 15,000원

**정유정의 LOVE DIET**
정유정 지음 / 4×6배판 변형 / 196쪽 / 10,500원

**머리에서 발끝까지 예뻐지는 부분다이어트**
신상만 · 김선민 지음 / 4×6배판 변형 / 196쪽 / 11,000원

**알기 쉬운 심장병 119**
박승정 지음 / 신국판 / 248쪽 / 9,000원

**알기 쉬운 고혈압 119**
이정균 지음 / 신국판 / 304쪽 / 10,000원

**여성을 위한 부인과질환의 예방과 치료**
차선희 지음 / 신국판 / 304쪽 / 10,000원

**알기 쉬운 아토피 119**
이승규 · 임승엽 · 김문호 · 안유일 지음 / 신국판 / 232쪽 / 9,500원

**120세에 도전한다**
이권행 지음 / 신국판 / 308쪽 / 11,000원

**건강과 아름다움을 만드는 요가**
정판식 지음 / 4×6배판 변형 / 224쪽 / 14,000원

**우리 아이 건강하고 아름다운 롱다리 만들기**
김성훈 지음 / 대국전판 / 236쪽 / 10,500원

**알기 쉬운 허리디스크 예방과 치료**
이종서 지음 / 대국전판 / 336쪽 / 12,000원

**소아과 전문의에게 듣는 알기 쉬운 소아과 119**
신영규 · 이강우 · 최성항 지음 / 4×6배판 변형 / 280쪽 / 14,000원

**피가 맑아야 건강하게 오래 살 수 있다**
김영찬 지음 / 신국판 / 256쪽 / 10,000원

**웰빙형 피부 미인을 만드는 나만의 셀프 피부건강**
양해원 지음 / 대국전판 / 144쪽 / 10,000원

**내 몸을 살리는 생활 속의 웰빙 항암 식품**
이승남 지음 / 대국전판 / 248쪽 / 9,800원

**마음한글, 느낌한글**
박완식 지음 / 4×6배판 / 300쪽 / 15,000원

**웰빙 동의보감식 발마사지 10분**
최미희 지음 / 신재용 감수 / 4×6배판 변형 / 204쪽 / 13,000원

**아름다운 몸, 건강한 몸을 위한 목욕 건강 30분**
임하성 지음 / 대국전판 / 176쪽 / 9,500원

**내가 만드는 한방생주스 60**
김영섭 지음 / 국판 / 112쪽 / 7,000원

**몸을 살리는 건강식품**
백은희 · 조창호 · 최양진 지음 / 신국판 / 384쪽 / 11,000원

**건강도 키우고 성적도 올리는 자녀 건강**
김진돈 지음 / 신국판 / 304쪽 / 12,000원

**알기 쉬운 간질환 119**
이관식 지음 / 신국판 / 272쪽 / 11,000원

**밥으로 병을 고친다**
허봉수 지음 / 대국전판 / 352쪽 / 13,500원

**알기 쉬운 신장병 119**
김형규 지음 / 신국판 / 240쪽 / 10,000원

**마음의 감기 치료법 우울증 119**
이민수 지음 / 대국전판 / 232쪽 / 9,800원

**관절염 119**
송영욱 지음 / 대국전판 / 224쪽 / 9,800원

**내 딸을 위한 미성년 클리닉**
강병문 · 이향아 · 최정원 지음 / 국판 / 148쪽 / 8,000원

**암을 다스리는 기적의 치유법**
케이 세이헤이 감수 / 카와키 나리카즈 지음 / 민병수 옮김
신국판 / 256쪽 / 9,000원

**스트레스 다스리기**
대한불안장애학회 스트레스관리연구특별위원회 지음
신국판 / 304쪽 / 12,000원

**천연 식초 건강법** 건강식품연구회 엮음 / 신재용(해성한의원 원장) 감수
신국판 / 252쪽 / 9,000원

**암에 대한 모든 것**
서울아산병원 암센터 지음 / 신국판 / 360쪽 / 13,000원

**알록달록 컬러 다이어트**
이승남 지음 / 국판 / 248쪽 / 10,000원

**당신도 부모가 될 수 있다**
정병준 지음 / 신국판 / 268쪽 / 9,500원

**키 10cm 더 크는 키네스 성장법** 김양수 · 이종균 · 최형규 · 표재환 · 김문희 지음
대국전판 / 312쪽 / 12,000원

**당뇨병 백과**
이현철 · 송영득 · 안철우 지음 / 4×6배판 변형 / 396쪽 / 16,000원

**호흡기 클리닉 119**
박성학 지음 / 신국판 / 256쪽 / 10,000원

**키 쑥쑥 크는 롱다리 만들기**
롱다리 성장클리닉 원장단 지음 / 4×6배판 변형 / 256쪽 / 11,000원

**내 몸을 살리는 건강식품**
백은희 · 조창호 · 최양진 지음 / 신국판 / 368쪽 / 11,000원

**내 몸에 맞는 운동과 건강**
하철수 지음 / 신국판 / 264쪽 / 11,000원

## 교 육

**우리 교육의 창조적 백색혁명**
원상기 지음 / 신국판 / 206쪽 / 6,000원

**현대생활과 체육**
조창남 외 5명 공저 / 신국판 / 340쪽 / 10,000원

**퍼펙트 MBA** IAE유학네트 지음 / 신국판 / 400쪽 / 12,000원

**유학길라잡이 Ⅰ - 미국편**
IAE유학네트 지음 / 4×6배판 / 372쪽 / 13,900원

**유학길라잡이 Ⅱ - 4개국편**
IAE유학네트 지음 / 4×6배판 / 348쪽 / 13,900원

**조기유학길라잡이.com**
IAE유학네트 지음 / 4×6배판 / 428쪽 / 15,000원

**현대인의 건강생활**
박상호 외 5명 공저 / 4×6배판 / 268쪽 / 15,000원

**천재아이로 키우는 두뇌훈련**
나카마츠 요시로 지음 / 민병수 옮김 / 국판 / 288쪽 / 9,500원

**두뇌혁명**
나카마츠 요시로 지음 / 민병수 옮김 / 4×6판 양장본 / 288쪽 / 12,000원

**테마별 고사성어로 익히는 한자**
김경익 지음 / 4×6배판 변형 / 248쪽 / 9,800원

**生생 공부비법** 이은승 지음 / 대국전판 / 272쪽 / 9,500원

**자녀를 성공시키는 습관만들기**
배은경 지음 / 대국전판 / 232쪽 / 9,500원

**한자능력검정시험 1급**
한자능력검정시험연구위원회 편저 / 4×6배판 / 568쪽 / 21,000원

**한자능력검정시험 2급**
한자능력검정시험연구위원회 편저 / 4×6배판 / 472쪽 / 18,000원

**한자능력검정시험 3급(3급Ⅱ)**
한자능력검정시험연구위원회 편저 / 4×6배판 / 440쪽 / 17,000원

**한자능력검정시험 4급(4급Ⅱ)**
한자능력검정시험연구위원회 편저 / 4×6배판 / 352쪽 / 15,000원

**한자능력검정시험 5급**
한자능력검정시험연구위원회 편저 / 4×6배판 / 264쪽 / 11,000원

**한자능력검정시험 6급**
한자능력검정시험연구위원회 편저 / 4×6배판 / 168쪽 / 8,500원

**한자능력검정시험 7급**
한자능력검정시험연구위원회 편저 / 4×6배판 / 152쪽 / 7,000원

**한자능력검정시험 8급**
한자능력검정시험연구위원회 편저 / 4×6배판 / 112쪽 / 6,000원

**볼링의 이론과 실기** 이택상 지음 / 신국판 / 192쪽 / 9,000원

**고사성어로 끝내는 천자문**
조준상 글 · 그림 / 4×6배판 / 216쪽 / 12,000원

**내 아이 스타 만들기**
김민성 지음 / 신국판 / 200쪽 / 9,000원

**교육 1번지 강남 엄마들의 수험생 자녀 관리**
황송주 지음 / 신국판 / 288쪽 / 9,500원

**초등학생이 꼭 알아야 할 위대한 역사 상식**
우진영 · 이양경 지음 / 4×6배판 변형 / 228쪽 / 9,500원

**초등학생이 꼭 알아야 할 행복한 경제 상식**
우진영 · 전선심 지음 / 4×6배판 변형 / 224쪽 / 9,500원

**초등학생이 꼭 알아야 할 재미있는 과학상식**
우진영 · 정경희 지음 / 4×6배판 변형 / 220쪽 / 9,500원

**한자능력검정시험 3급 · 3급Ⅱ**

한자능력검정시험연구위원회 편저 / 4×6판 / 380쪽 / 7,500원

**교과서 속에 꼭꼭 숨어있는 이색박물관 체험**  이신화 지음
대국전판 / 248쪽 / 12,000원

**초등학생 독서 논술(저학년)**  책마루 독서교육연구회 지음
4×6배판 변형 / 244쪽 / 14,000원

**초등학생 독서 논술(고학년)**  책마루 독서교육연구회 지음
4×6배판 변형 / 236쪽 / 14,000원

**놀면서 배우는 경제**
김솔 지음 / 대국전판 / 196쪽 / 10,000원

**건강생활과 레저스포츠 즐기기**
강선희 외 11명 공저 / 4×6배판 / 324쪽 / 18,000원

**아이의 미래를 바꿔주는 좋은 습관**
배은경 지음 / 신국판 / 216쪽 / 9,500원

**다중지능 아이의 미래를 바꾼다**
이소영 외 6인 지음 / 신국판 / 232쪽 / 11,000원

### 취미 · 실용

**김진국과 같이 배우는 와인의 세계**
김진국 지음 / 국배판 변형양장본(올 컬러판) / 208쪽 / 30,000원

### 경제 · 경영

**CEO가 될 수 있는 성공법칙 101가지**
김승룡 편역 / 신국판 / 320쪽 / 9,500원

**정보소프트**  김승룡 지음 / 신국판 / 324쪽 / 6,000원

**기획대사전**  다카하시 겐코 지음 / 홍영의 옮김
신국판 / 552쪽 / 19,500원

**맨손창업 · 맞춤창업 BEST 74**
양혜숙 지음 / 신국판 / 416쪽 / 12,000원

**무자본, 무점포 창업! FAX 한 대면 성공한다**
다카시로 고시 지음 / 홍영의 옮김 / 신국판 / 226쪽 / 7,500원

**성공하는 기업의 인간경영**  중소기업 노무 연구회 편저 / 홍영의 옮김
신국판 / 368쪽 / 11,000원

**21세기 IT가 세계를 지배한다**
김광희 지음 / 신국판 / 380쪽 / 12,000원

**경제기사로 부자아빠 만들기**
김기태 · 신현태 · 박근수 공저 / 신국판 / 388쪽 / 12,000원

**포스트 PC의 주역 정보가전과 무선인터넷**
김광희 지음 / 신국판 / 356쪽 / 12,000원

**성공하는 사람들의 마케팅 바이블**
채수명 지음 / 신국판 / 328쪽 / 12,000원

**느린 비즈니스로 돌아가라**
사카모토 게이이치 지음 / 정성호 옮김 / 신국판 / 276쪽 / 9,000원

**적은 돈으로 큰돈 벌 수 있는 부동산 재테크**
이원재 지음 / 신국판 / 340쪽 / 12,000원

**바이오혁명**
이주영 지음 / 신국판 / 328쪽 / 12,000원

**성공하는 사람들의 자기혁신 경영기술**
채수명 지음 / 신국판 / 344쪽 / 12,000원

**CFO**  교텐 토요오 · 타하라 오키시 지음 / 민병수 옮김
신국판 / 312쪽 / 12,000원

**네트워크시대 네트워크마케팅**
임동학 지음 / 신국판 / 376쪽 / 12,000원

**성공리더의 7가지 조건**
다이앤 트레이시 · 윌리엄 모건 지음 / 지창영 옮김
신국판 / 360쪽 / 13,000원

**김종결의 성공창업**
김종결 지음 / 신국판 / 340쪽 / 12,000원

**최적의 타이밍에 내 집 마련하는 기술**
이원재 지음 / 신국판 / 248쪽 / 10,500원

**컨설팅 세일즈**  *Consulting sales*
임동학 지음 / 대국전판 / 336쪽 / 13,000원

**연봉 10억 만들기**

김농주 지음 / 국판 / 216쪽 / 10,000원

**주5일제 근무에 따른 한국형 주말창업**
최효진 지음 / 신국판 변형 양장본 / 216쪽 / 10,000원

**돈 되는 땅 돈 안되는 땅**
김영준 지음 / 신국판 / 320쪽 / 13,000원

**돈 버는 회사로 만들 수 있는 109가지**
다카하시 도시노리 지음 / 민병수 옮김 / 신국판 / 344쪽 / 13,000원

**프로는 디테일에 강하다**
김미현 지음 / 신국판 / 248쪽 / 9,000원

**머니투데이 송복규 기자의 부동산으로 주머니돈 100배 만들기**
송복규 지음 / 신국판 / 328쪽 / 13,000원

**성공하는 슈퍼마켓&편의점 창업**
나명환 지음 / 4×6배판 변형 / 500쪽 / 28,000원

**대한민국 성공 재테크 부동산 펀드와 리츠로 승부하라**
김영준 지음 / 신국판 / 256쪽 / 12,000원

**마일리지 200% 활용하기**
박성희 지음 / 국판 변형 / 200쪽 / 8,000원

**1%의 가능성에 도전, 성공 신화를 이룬 여성 CEO**
김미현 지음 / 신국판 / 248쪽 / 9,500원

**3천만 원으로 부동산 재벌 되기**
최수길 · 이숙 · 조연희 지음 / 신국판 / 290쪽 / 12,000원

**10년을 앞설 수 있는 재테크**
노동규 지음 / 신국판 / 260쪽 / 10,000원

**세계 최강을 추구하는 도요타 방식**
나카야마 키요타카 지음 / 민병수 옮김 / 신국판 / 296쪽 / 12,000원

**최고의 설득을 이끌어내는 프레젠테이션**
조두환 지음 / 신국판 / 296쪽 / 11,000원

**최고의 만족을 이끌어내는 창의적 협상**
조강희 · 조원희 지음 / 신국판 / 248쪽 / 10,000원

**New 세일즈 기법 물건을 팔지 말고 가치를 팔아라**
조기선 지음 / 신국판 / 264쪽 / 9,500원

**작은 회사는 전략이 달라야 산다**
황문진 지음 / 신국판 / 312쪽 / 11,000원

**돈되는 슈퍼마켓&편의점 창업전략(입지 편)**
나명환 지음 / 신국판 / 352쪽 / 13,000원

**25·35 꼼꼼 여성 재테크**
정원훈 지음 / 신국판 / 224쪽 / 11,000원

**대한민국 2030 독특하게 창업하라**
이상헌 · 이호 지음 / 신국판 / 288쪽 / 12,000원

**왕초보 주택 경매로 돈 벌기**
천관성 지음 / 신국판 / 268쪽 / 12,000원

**New 마케팅 기법 (실천편) 물건을 팔지 말고 가치를 팔아라 2**
조기선 지음 / 신국판 / 240쪽 / 10,000원

**퇴출 두려워 마라 홀로서기에 도전하라**
신정수 지음 / 신국판 / 256쪽 / 11,500원

**슈퍼마켓&편의점 창업 바이블**
나명환 지음 / 신국판 / 280쪽 / 12,000원

### 주 식

**개미군단 대박맞이 주식투자**
홍성걸(한양증권 투자분석팀 팀장) 지음 / 신국판 / 310쪽 / 9,500원

**알고 하자! 돈 되는 주식투자**
이길영 외 2명 공저 / 신국판 / 388쪽 / 12,500원

**항상 당하기만 하는 개미들의 매도 · 매수타이밍 999% 적중 노하우**
강경무 지음 / 신국판 / 336쪽 / 12,000원

**부자 만들기 주식성공클리닉**
이창희 지음 / 신국판 / 372쪽 / 11,500원

**선물 · 옵션 이론과 실전매매**
이창희 지음 / 신국판 / 372쪽 / 12,000원

**너무나 쉬워 재미있는 주가차트**
홍성무 지음 / 4×6배판 / 216쪽 / 15,000원

**주식투자 직접 투자로 높은 수익을 올릴 수 있는 비결**
김학균 지음 / 신국판 / 230쪽 / 11,000원

## 역 학

**역리종합 만세력**  정도명 편저 / 신국판 / 532쪽 / 10,500원
**작명대전**  정보국 지음 / 신국판 / 460쪽 / 12,000원
**하락이수 해설**  이천교 편저 / 신국판 / 620쪽 / 27,000원
**현대인의 창조적 관상과 수상**  백운산 지음 / 신국판 / 344쪽 / 9,000원
**대운용신영부적**  정재원 지음 / 신국판 양장본 / 750쪽 / 39,000원
**사주비결활용법**  이세진 지음 / 신국판 / 392쪽 / 12,000원
**컴퓨터세대를 위한 新 성명학대전**  박용찬 지음 / 신국판 / 388쪽 / 11,000원
**길흉화복 꿈풀이 비법**  백운산 지음 / 신국판 / 410쪽 / 12,000원
**새천년 작명컨설팅**  정재원 지음 / 신국판 / 492쪽 / 13,900원
**백운산의 신세대 궁합**  백운산 지음 / 신국판 / 304쪽 / 9,500원
**동자삼 작명학**  남시모 지음 / 신국판 / 496쪽 / 15,000원
**구성학의 기초**  문길여 지음 / 신국판 / 412쪽 / 12,000원
**소울음소리**  이건우 지음 / 신국판 / 314쪽 / 10,000원

## 법률 일반

**여성을 위한 성범죄 법률상식**
조명원(변호사) 지음/ 신국판 / 248쪽 / 8,000원
**아파트 난방비 75% 절감방법**
고영근 지음 / 신국판 / 238쪽 / 8,000원
**일반인이 꼭 알아야 할 절세전략 173선**
최성호(공인회계사) 지음 / 신국판 / 392쪽 / 12,000원
**변호사와 함께하는 부동산 경매**
최환주(변호사) 지음 / 신국판 / 404쪽 / 13,000원
**혼자서 쉽고 빠르게 할 수 있는 소액재판**
김재용 · 김종철 공저 / 신국판 / 312쪽 / 9,500원
**“술 한 잔 사겠다”는 말에서 찾아보는 채권 · 채무**
변환철(변호사) 지음 / 신국판 / 408쪽 / 13,000원
**알기쉬운 부동산 세무 길라잡이**
이건우(세무서 재산계장) 지음 / 신국판 / 400쪽 / 13,000원
**알기쉬운 어음, 수표 길라잡이**
변환철(변호사) 지음 / 신국판 / 328쪽 / 11,000원
**제조물책임법**
강동근(변호사) · 윤종성(검사) 공저 / 신국판 / 368쪽 / 13,000원
**알기 쉬운 주5일근무에 따른 임금 · 연봉제 실무**
문강분(공인노무사) 지음 / 4×6배판 변형 / 544쪽 / 35,000원
**변호사 없이 당당히 이길 수 있는 형사소송**
김대환 지음 / 신국판 / 304쪽 / 13,000원
**변호사 없이 당당히 이길 수 있는 민사소송**
김대환 지음 / 신국판 / 412쪽 / 14,500원
**혼자서 해결할 수 있는 교통사고 Q&A**
조명원(변호사) 지음 / 신국판 / 336쪽 / 12,000원
**알기 쉬운 개인회생 · 파산 신청법**
최재구(법무사) 지음 / 신국판 / 352쪽 / 13,000원

## 생활법률

**부동산 생활법률의 기본지식**
대한법률연구회 지음 / 김원중(변호사) 감수 / 신국판 / 472쪽 / 13,000원
**고소장 · 내용증명 생활법률의 기본지식**
하태웅(변호사) 지음 / 신국판 / 440쪽 / 12,000원
**노동 관련 생활법률의 기본지식**
남동희(공인노무사) 지음 / 신국판 / 528쪽 / 14,000원
**외국인 근로자 생활법률의 기본지식**
남동희(공인노무사) 지음 / 신국판 / 400쪽 / 12,000원
**계약작성 생활법률의 기본지식**
이상도(변호사) 지음 / 신국판 / 560쪽 / 14,500원
**지적재산 생활법률의 기본지식**
이상도(변호사) · 조의제(변리사) 공저 / 신국판 / 496쪽 / 14,000원

**부당노동행위와 부당해고 생활법률의 기본지식**
박영수(공인노무사) 지음 / 신국판 / 432쪽 / 14,000원
**주택 · 상가임대차 생활법률의 기본지식**
김운용(변호사) 지음 / 신국판 / 480쪽 / 14,000원
**하도급거래 생활법률의 기본지식**
김진흥(변호사) 지음 / 신국판 / 440쪽 / 14,000원
**이혼소송과 재산분할 생활법률의 기본지식**
박동섭(변호사) 지음 / 신국판 / 460쪽 / 14,000원
**부동산등기 생활법률의 기본지식**
정상태(법무사) 지음 / 신국판 / 456쪽 / 14,000원
**기업경영 생활법률의 기본지식**
안동섭(단국대 교수) 지음 / 신국판 / 466쪽 / 14,000원
**교통사고 생활법률의 기본지식**
박정무(변호사) · 전병찬 공저 / 신국판 / 480쪽 / 14,000원
**소송서식 생활법률의 기본지식**
김대환 지음 / 신국판 / 480쪽 / 14,000원
**호적 · 가사소송 생활법률의 기본지식**
정주수(법무사) 지음 / 신국판 / 516쪽 / 14,000원
**新상속과 세금 생활법률의 기본지식**
박동섭(변호사) 지음 / 신국판 / 492쪽 / 14,500원
**담보 · 보증 생활법률의 기본지식**
류창호(법학박사) 지음 / 신국판 / 436쪽 / 14,000원
**소비자보호 생활법률의 기본지식**
김성천(법학박사) 지음 / 신국판 / 504쪽 / 15,000원
**판결 · 공정증서 생활법률의 기본지식**
정상태(법무사) 지음 / 신국판 / 312쪽 / 13,000원
**산업재해보상보험 생활법률의 기본지식**
정유석(공인노무사) 지음 / 신국판 / 384쪽 / 14,000원

## 처 세

**성공적인 삶을 추구하는 여성들에게 우먼파워**
조안 커너 · 모이라 레이너 공저 / 지창영 옮김
신국판 / 352쪽 / 8,800원
**聽 이익이 되는 말 話 손해가 되는 말**
우메시마 미요 지음 / 정성호 옮김 / 신국판 / 304쪽 / 9,000원
**부자들의 생활습관 가난한 사람들의 생활습관**
다케우치 야스오 지음 / 홍영의 옮김 / 신국판 / 320쪽 / 9,800원
**코끼리 귀를 당긴 원숭이-히딩크식 창의력을 배우자**
강충인 지음 / 신국판 / 208쪽 / 8,500원
**성공하려면 유머와 위트로 무장하라**
민영욱 지음 / 신국판 / 292쪽 / 9,500원
**등소평의 오뚝이전략**
조창남 편저 / 신국판 / 304쪽 / 9,500원
**노무현 화술과 화법을 통한 이미지 변화**
이현정 지음 / 신국판 / 320쪽 / 10,000원
**성공하는 사람들의 토론의 법칙**
민영욱 지음 / 신국판 / 280쪽 / 9,500원
**사람은 칭찬을 먹고산다**
민영욱 지음 / 신국판 / 268쪽 / 9,500원
**사과의 기술**
김농주 지음 / 신국판 변형 양장본 / 200쪽 / 10,000원
**취업 경쟁력을 높여라**
김농주 지음 / 신국판 / 280쪽 / 12,000원
**유비쿼터스시대의 블루오션 전략**
최양진 지음 / 신국판 / 248쪽 / 10,000원
**나만의 블루오션 전략-화술편**
민영욱 지음 / 신국판 / 254쪽 / 10,000원
**희망의 씨앗을 뿌리는 20대를 위하여**
우광균 지음 / 신국판 / 172쪽 / 8,000원
**끌리는 사람이 되기위한 이미지 컨설팅**
홍순아 지음 / 대국전판 / 194쪽 / 10,000원

글로벌 리더의 소통을 위한 스피치
민영욱 지음 / 신국판 / 328쪽 / 10,000원

오바마처럼 꿈에 미쳐라
정영순 지음 / 신국판 / 208쪽 / 9,500원

여자 30대, 내 생애 최고의 인생을 만들어라
정영순 지음 / 신국판 / 256쪽 / 11,500원

## 명 상

명상으로 얻는 깨달음
달라이 라마 지음 / 지창영 옮김 / 국판 / 320쪽 / 9,000원

## 어 학

**2진법 영어**   이상도 지음 / 4×6배판 변형 / 328쪽 / 13,000원

**한 방으로 끝내는 영어**   고제윤 지음 / 신국판 / 316쪽 / 9,800원

**한 방으로 끝내는 영단어**   김승엽 지음 / 김수경 · 카렌다 감수 /
4×6배판 변형 / 236쪽 / 9,800원

**해도해도 안 되던 영어회화** 하루에 30분씩 90일이면 끝낸다
Carrot Korea 편집부 지음 / 4×6배판 변형 / 260쪽 / 11,000원

바로 활용할 수 있는 **기초생활영어**
김수경 지음 / 신국판 / 240쪽 / 10,000원

바로 활용할 수 있는 **비즈니스영어**
김수경 지음 / 신국판 / 252쪽 / 10,000원

**생존영어55**   홍일록 지음 / 신국판 / 224쪽 / 8,500원

**필수 여행영어회화**   한현숙 지음 / 4×6판 변형 / 328쪽 / 7,000원

**필수 여행일어회화**   윤영자 지음 / 4×6판 변형 / 264쪽 / 6,500원

**필수 여행중국어회화**   이은진 지음 / 4×6판 변형 / 256쪽 / 7,000원

**영어로 배우는 중국어**   김승엽 지음 / 신국판 / 216쪽 / 9,000원

**필수 여행스페인어회화**   유연창 지음 / 4×6판 변형 / 288쪽 / 7,000원

바로 활용할 수 있는 **홈스테이 영어**
김형주 지음 / 신국판 / 184쪽 / 9,000원

**필수 여행러시아어회화**   이은수 지음 / 4×6판 변형 / 248쪽 / 7,500원

## 레포츠

수열이의 브라질 축구 탐방 **삼바 축구, 그들은 강하다**
이수열 지음 / 신국판 / 280쪽 / 8,500원

**마라톤, 그 아름다운 도전을 향하여**
빌 로저스 · 프리실라 웰치 · 조 헨더슨 공저 /
오인환 감수 / 지창영 옮김 / 4×6배판 / 320쪽 / 15,000원

**인라인스케이팅 100%즐기기**
임미숙 지음 / 4×6배판 변형 / 172쪽 / 11,000원

**배스낚시 테크닉**
이종건 지음 / 4×6배판 / 440쪽 / 20,000원

**나도 디지털 전문가 될 수 있다!!!**
이승훈 지음 / 4×6배판 / 320쪽 / 19,200원

**스키 100% 즐기기**
김동환 지음 / 4×6배판 변형 / 184쪽 / 12,000원

**태권도 총론**
하웅의 지음 / 4×6배판 / 288쪽 / 15,000원

건강하고 아름다운 **동양란 기르기**
난마을 지음 / 4×6배판 변형 / 184쪽 / 12,000원

**수영 100% 즐기기**
김종만 지음 / 4×6배판 변형 / 248쪽 / 13,000원

**애완견114**
황양원 엮음 / 4×6배판 변형 / 228쪽 / 13,000원

건강을 위한 **웰빙 걷기**
이강옥 지음 / 대국전판 / 280쪽 / 10,000원

우리 땅 우리 문화가 살아 숨쉬는 **옛터**
이형권 지음 / 대국전판 올컬러 / 208쪽 / 9,500원

**아름다운 산사**
이형권 지음 / 대국전판 올컬러 / 208쪽 / 9,500원

**쉽고 즐겁게! 신나게! 배우는 재즈댄스**

최재선 지음 / 4×6배판 변형 / 200쪽 / 12,000원

맛과 멋이 있는 **낭만의 카페**
박성찬 지음 / 대국전판 올컬러 / 168쪽 / 9,900원

한국의 숨어 있는 아름다운 풍경
이종원 지음 / 대국전판 올컬러 / 208쪽 / 9,900원

사람이 있고 자연이 있는 아름다운 **명산**
박기성 지음 / 대국전판 올컬러 / 176쪽 / 12,000원

마음의 고향을 찾아가는 여행 포구
김인자 지음 / 대국전판 올컬러 / 224쪽 / 14,000원

생명이 살아 숨쉬는 한국의 아름다운 **강**
민병준 지음 / 대국전판 올컬러 / 168쪽 / 12,000원

**틈나는 대로 세계여행**
김재관 지음 / 4×6배판 변형 올컬러 / 368쪽 / 20,000원

**해양스포츠 카이트보딩**
김남용 편저 / 신국판 올컬러 / 152쪽 / 18,000원

풍경 속을 걷는 즐거움 **명상 산책**
김인자 지음 / 대국전판 올컬러 / 224쪽 / 14,000원

**3.3.7 세계여행**
김완수 지음 / 4×6배판 변형 올컬러 / 280쪽 / 12,900원

## 골 프

**퍼팅 메커닉**
이근택 지음 / 4×6배판 변형 / 192쪽 / 18,000원

**아마골프 가이드**
정영호 지음 / 4×6배판 변형 / 216쪽 / 12,000원

**골프 100타 깨기**
김준모 지음 / 4×6배판 변형 / 136쪽 / 10,000원

**골프 90타 깨기**
김광섭 지음 / 4×6배판 변형 / 148쪽 / 11,000원

**KLPGA 최여진 프로의 센스 골프**
최여진 지음 / 4×6배판 변형 올컬러 / 192쪽 / 13,900원

**KTPGA 김준모 프로의 파워 골프**
김준모 지음 / 4×6배판 변형 올컬러 / 192쪽 / 13,900원

**골프 80타 깨기**
오태훈 지음 / 4×6배판 변형 / 132쪽 / 10,000원

**신나는 골프 세상**
유응열 지음 / 4×6배판 변형 올컬러 / 232쪽 / 16,000원

**이신 프로의 더 퍼펙트**
이신 지음 / 국배판 / 336쪽 / 28,000원

주니어출신 박영진 프로의 **주니어골프**
박영진 지음 / 4×6배판 변형 올컬러 / 164쪽 / 11,000원

**골프손자병법**
유응열 지음 / 4×6배판 변형 올컬러 / 212쪽 / 16,000원

**박영진 프로의 주말 골퍼 100타 깨기**
박영진 지음 / 4×6배판 변형 올컬러 / 160쪽 / 12,000원

**10타 줄여주는 클럽 피팅**
현세용 · 서주석 공저 / 4×6배판 변형 / 184쪽 / 15,000원

**단기간에 싱글이 될 수 있는 원포인트 레슨**
권용진 · 김준모 지음 / 4×6배판 변형 올컬러 / 152쪽 / 12,500원

**이신 프로의 더 퍼펙트 쇼트 게임**
이신 지음 / 국배판 올컬러 / 248쪽 / 20,000원

## 여성실용

**결혼준비, 이제 놀이가 된다**   김창규 · 김수경 · 김정철 지음
4×6배판 변형 올컬러 / 230쪽 / 13,000원

## 알기 쉬운 신장병 119

2005년  5월 10일 제1판 1쇄 발행
2008년 10월 10일 제1판 4쇄 발행

지은이/김형규
펴낸이/강선희
펴낸곳/가림출판사

등록/1992. 10. 6. 제4-191호
주소/서울시 광진구 구의동 57-71 부원빌딩 4층
대표전화/458-6451    팩스/458-6450
홈페이지  http://www.galim.co.kr
e-mail  galim@galim.co.kr

값  10,000원

ⓒ 김형규, 2005

저자와의 협의하에 인지를 생략합니다.
무단 복제 · 전재를 절대 금합니다.

ISBN  978-89-7895-198-2  13510